Petra Schwarz

Sanfte Entspannung bei Zähneknirschen

- Warum Stress die Zähne krank macht
- Neue Kraft durch richtiges Atmen
- Muskeln entkrampfen – Stress besiegen
- Übungen für mehr Gelassenheit

Inhalt

Vorwort

Dieses Buch ist aus eigenem schmerzhaftem Erleben heraus entstanden. Auslöser war eine lange, extreme berufliche Stress-Situation, in der die während des Arbeitstages in meinem Körper angestauten Spannungen ein zusätzliches Ventil suchten – und im nächtlichen Zähneknirschen fanden.

»Sag Du es ihr«, sprach die Seele zum Körper, »auf mich hört sie ja nicht.«

Massive Kiefergelenksprobleme mit Schmerzen bis hin zu den Ohren und schließlich auch ein verlorener Backenzahn sprachen eine klare Sprache – die Diagnose »Bruxismus« war eindeutig, die Anpassung einer Aufbiss-Schiene durch meinen behandelnden Zahnarzt zwangsläufig. Das regelmäßige Tragen dieser Plastikschiene brachte die versprochene Linderung der akuten Schmerzen. Jedoch wollte ich mich nicht damit abfinden, auf unabsehbare Zeit mit dieser »Sicherheitssperre«, mit der ich meine Zähne und mein Gebiss vor mir selbst schützen musste, einzuschlafen.

Der Hinweis des Zahnarztes, dass ich meine außer Kontrolle geratenen Anspannungen mit all ihren negativen, gegen mich selbst gerichteten Folgen mittel- bis langfristig nur selbst in den Griff bekommen kann, war der Auslöser, um herauszufinden, was eigentlich wirklich in meinem Körper geschah. Ich wollte Verständnis für die Zusammenhänge gewinnen, die zu diesem Krankheitsbild führen.

Bei der Suche nach konkreten Informationen über Bruxismus stieß ich schnell an Grenzen. Hauptquelle für Informationen war das Internet mit jeweiligen Hinweisen zu ausgewählten Aspekten dieses Krankheitsbildes. Stressabbau und Entspannung waren dabei die immer wiederkehrenden Schlagworte, die als wirksame Gegenmaßnahme empfohlen wurden. Ein für den zahnmedizinischen Laien verständlich geschriebenes Buch, das sich gezielt diesem Thema widmet, war dagegen nicht zu finden. Obendrein hörte ich von immer mehr Freunden, Kollegen und Bekannten, dass auch sie solch eine Aufbiss-Schiene besäßen, diese jedoch lästig fanden und dementsprechend nicht regelmäßig trugen, und ansonsten auch nicht wüssten, was man gegen das nächtliche Knirschen tun könne. Die gesellschaftliche Problematik dieses Krankheitsbildes, die im deutlichen Kontrast zu ihrem verschwindend geringen Bekanntheitsgrad steht, trat zunehmend zu Tage.

Mit diesem Buch will ich versuchen, diese Lücke zu schließen. Nach einer allgemeinen Einführung in das Thema beschreibt der zweite Teil in drei Stufen – von der allgemeinen Atem-Entspannung über die gezielte Entspannung von Muskeln bis hin zu Übungen des Autogenen Trainings – ein Programm, mit dem das nächtliche Zähneknirschen bei regelmäßiger Übung reduziert werden kann, so dass die Aufbiss-Schiene nur noch vereinzelt nach besonders »stressigen« Tagen zum Einsatz kommt oder sogar ganz überflüssig wird.

Da die Wirksamkeit der besprochenen Übungen von der individuellen Ausprägung der Krankheit, der allgemeinen Konstitution des Übenden und der Regelmäßigkeit des Trainings abhängt, kann keine Prognose gestellt werden, wie rasch sich Fortschritte erzielen lassen.

Die ausgewählten Übungen sind einfach und ohne Hilfsmittel zu praktizieren. Sie zeichnen sich dadurch aus, dass sie nur wenig Zeit beanspruchen, problemlos in den alltäglichen Tagesablauf integriert werden können und überall einsetzbar sind. Bei regelmäßiger Anwendung lassen sich stressbedingte Verspannungen in Schultern und Nacken sowie insbesondere im Kiefer- und Gesichtsbereich damit langfristig reduzieren.

In der Hoffnung, der Leserin und dem Leser hiermit einen praxiserprobten Weg anzubieten, um dem nächtlichen Zähneknirschen den Kampf anzusagen, wünsche ich Ihnen ein entspanntes Lesen und Üben!

Dr. Petra Schwarz

Was Sie vorher wissen sollten

Stress – ob im privaten oder beruflichen Bereich – ist in der Regel die Hauptursache für das Zähneknirschen.

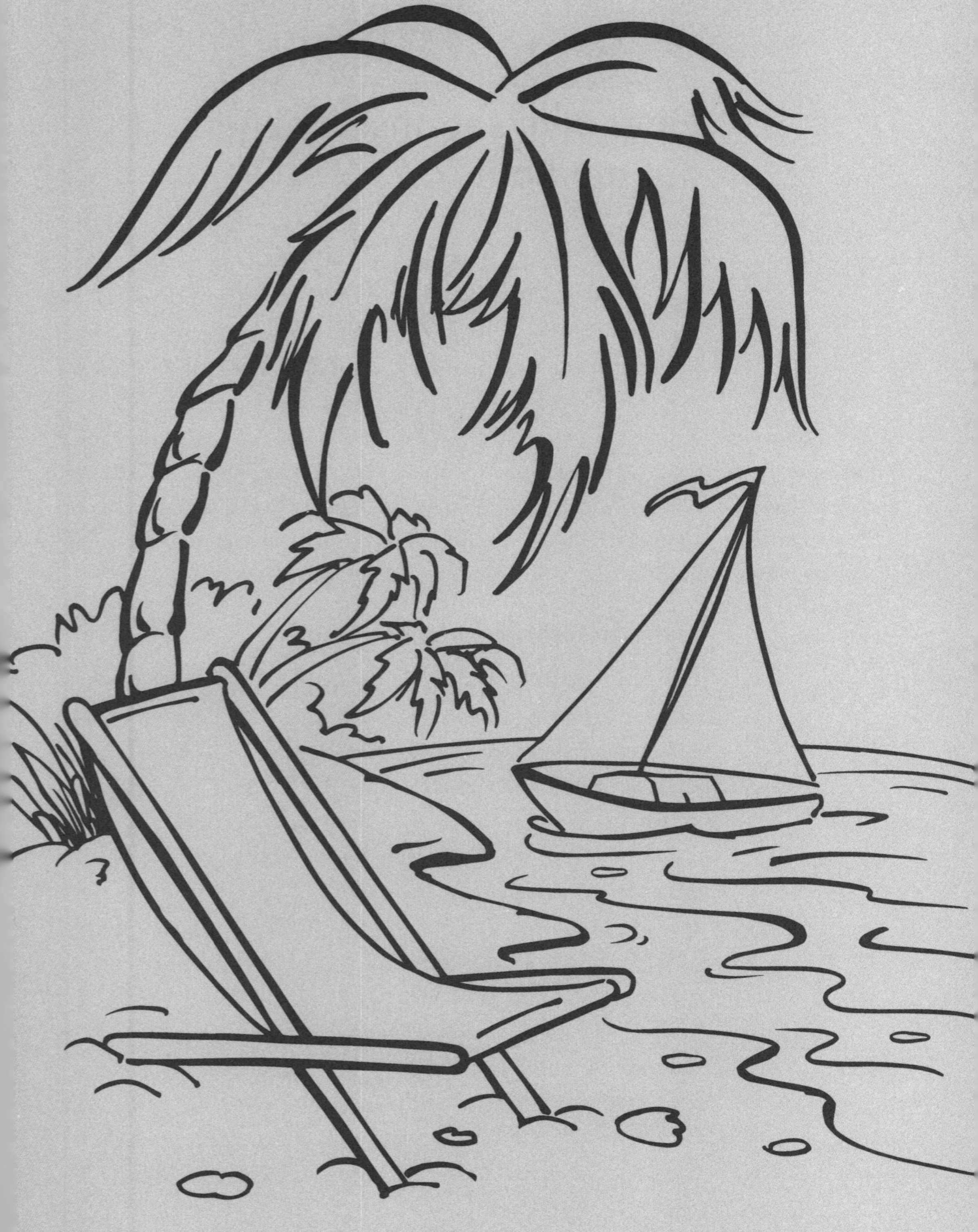

Einer Zivilisationskrankheit auf der Spur

Zähneknirschen (»Bruxismus«) entwickelt sich zunehmend zu einer Volkskrankheit.

Neben Karies, Zahnstein und Dritten Zähnen drängt sich seit einigen Jahren ein neues Krankheitsbild in die Zahnarztpraxen. So kommen immer mehr junge, berufstätige Menschen im Alter zwischen 19 und 45 Jahren – zum Großteil übrigens Frauen – mit Beschwerden wie Kiefergelenksschmerzen, zerstörtem Zahnschmelz, Zahnfleischentzündungen, Parodontitis oder auch gereizten Zahnwurzeln und -nerven zu den Zahnärzten. Diese Symptome an Zähnen und Gebiss haben häufig keine organischen Ursachen, sondern lassen sich hauptsächlich auf nächtliches Zähneknirschen zurückführen.

Teufelskreis Zähneknirschen

Das Zähneknirschen – in der Fachsprache »Bruxismus« genannt, abgeleitet von griechisch »brygmos«/»Knirschen« – ist eine weit verbreitete, aber im allgemeinen Bewusstsein oftmals noch ignorierte und unterschätzte Krankheit. Gemeint ist das unbewusste, krampfhafte Knirschen und Aufeinanderpressen der Zähne, das anders als beim Kauen oder Mahlen von Nahrung nicht funktional ist, also keinem »Zweck« dient.

Obwohl diese Erkrankung immer häufiger auftritt – zunehmend auch schon bei Schulkindern –, wird sie nicht immer sofort erkannt. Und selbst wenn die ärztliche Diagnose klar ist, wird dem Zähneknirschen in der Regel nur mit der klassischen Behandlung durch den Einsatz einer »Aufbiss-Schiene« begegnet. Diese wirkt den schädlichen Auswirkungen des Knirschens auf Zähne und Kiefer zwar wirkungsvoll entgegen – an die eigentlichen Ursachen lässt sich damit jedoch nicht rühren.

Um den Teufelskreis des Zähneknirschens, ausgelöst durch »verbissene« Ver-Spannungen, zu durchbrechen, erweisen sich gezielte und regelmäßige Ent-Spannungsübungen langfristig als einzig wirksame Maßnahme. Diese erlauben es, einen besseren Umgang mit der Ursache des Zähneknirschens, dem unvermeidlichen täglichen Stress, zu entwickeln und somit gezielt den Verspannungen in Kiefer, Gesicht, Nacken und Schultern entgegenzuwirken.

Zähneknirschen im »Volksmund«

- Schon lange hat der Volksmund den Zusammenhang zwischen Gebiss und seelischer Verfassung erkannt.
- Redewendungen wie »die Zähne zusammenbeißen«, »sich in etwas verbeißen«, »mit Biss an einer Sache arbeiten«, »vor Angst mit den Zähnen klappern«, »auf einem Problem herumkauen« oder »einem anderen auf den Zahn fühlen« weisen sprachlich auf diese enge Beziehung hin.
- Privater oder beruflicher Druck, finanzielle Probleme, Sorgen um den Arbeitsplatz, Überforderung und viele andere psychische Stresssituationen finden nicht nur sprachlich ihr Ventil im menschlichen Kauapparat.

Langfristig hilft bei Bruxismus nur gezielte Körperentspannung.

Treffpunkt Mund

Der Mund ist ein zentraler Bereich des Kopfes. Die wesentlichen Funktionen der Zähne und des Kiefers sind hinreichend bekannt. Darüber hinaus hat der Mund jedoch noch eine weitere Aufgabe, nämlich eine psychologische: Er eignet sich hervorragend zur Stressverarbeitung. Deshalb neigen wir dazu, bei starker Anspannung, hoher Konzentration oder in belastenden Situationen unbewusst unsere Kaumuskulatur anzuspannen.

Beispielsweise haben viele Menschen die Angewohnheit, etwa beim konzentrierten Arbeiten am Computer die Zähne zusammenzubeißen.

■ Mund und Kiefer sind durchzogen von einer Vielzahl von Nerven. Diese bilden ein dichtes Nervengeflecht, das primär die warnende Schmerzleitung sicherstellen soll.

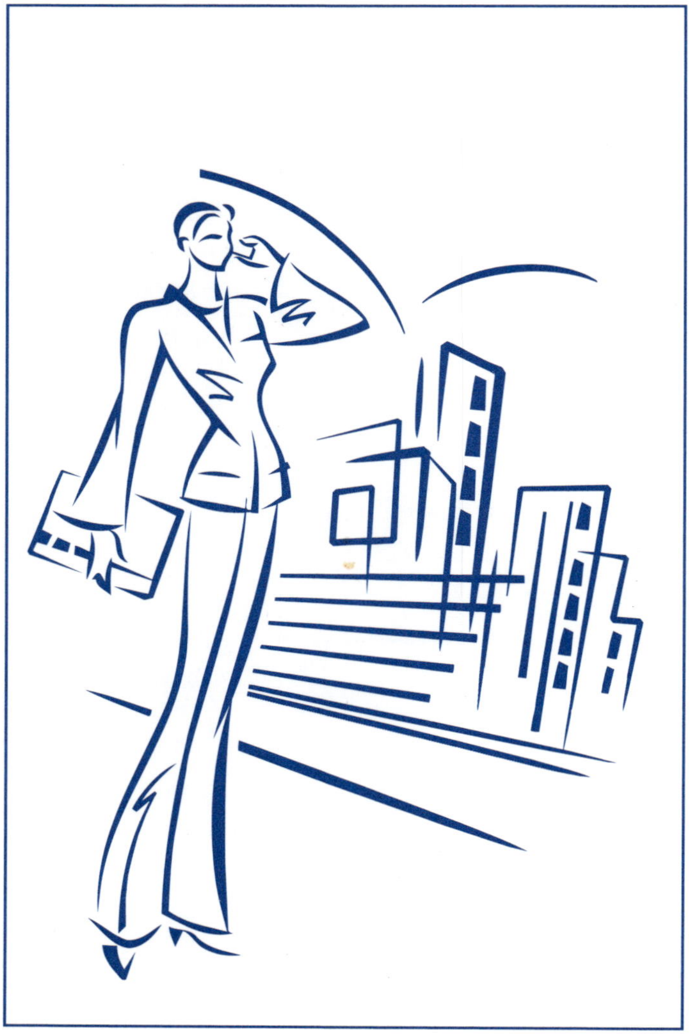

■ Der gesamte Mundraum ist somit überaus sensibel und vor allen Dingen (schmerz-) empfindlich gegenüber allem, was nicht richtig funktioniert.

■ Über zahlreiche Erregungsleitungen ist der Mund darüber hinaus mit dem zentralen Nervensystem verbunden.

Die Folge dieser physiologischen Gegebenheiten: Psychischer Druck lässt sich – leider – gut über die Zähne ableiten.

Stärker als jeder Bizeps

Der Kaumuskel ist der stärkste Muskel in unserem Körper. Da unser Kiefer dementsprechend extreme Kräfte mobilisieren kann, setzen starke Knirscher die Zähne Nacht für Nacht einem enormen Druck aus. Statt des beim Essen üblichen Kaudrucks von nur wenigen bis zu etwa 3 Kilogramm, bringen es Frauen beim Knirschen und Pressen von Ober- und Unterkiefer auf schier unglaubliche bis zu 300, Männer sogar auf bis zu 400 Kilogramm.

Dass wir nachts mit den Zähnen knirschen, ist uns in der Regel nicht bewusst. Deshalb kann diese schädliche Angewohnheit jahrelang unerkannt bleiben.

Diese Belastung ist derjenigen vergleichbar, die ein Artist auszuhalten hat, der sich nur mit den Zähnen am Seil hält und obendrein auch noch schwingt. Dass solches Knirschen auf Dauer die Gewebe und Substanzen im Mundraum beeinträchtigen, verletzen und schlimmstenfalls sogar zerstören kann, wundert wenig.

Aufklärung und Gegenmaßnahmen tun also Not. Denn wenn die eigentliche Ursache frühzeitig erkannt und gezielt angegangen wird, lässt sich das Knirschen vermeiden oder zumindest eindämmen.

Wenn selbst ein starker Rücken schmerzt

Schmerzen, die ihren eigentlichen Ursprung im Zähneknirschen haben, können zu gesundheitlichen Beeinträchtigungen im gesamten Körper führen.

- Weniger Zahn- als vielmehr Muskelschmerzen in den Kiefergelenken, ausgelöst durch auffallend starke und/oder verkrampfte Kaumuskulatur, sind ein deutlicher Hinweis darauf, dass der Kiefer in der vergangenen Nacht nicht zur Ruhe gekommen ist.
- Starke und dauerhafte Überanstrengung im Mundraum führt darüber hinaus zu Verhärtungen und Verkürzungen in der Kiefermuskulatur. Im Muskel selbst entstehen bisweilen schmerzhafte Knoten.

■ Durch häufiges Knirschen kann sich die Lage der Kiefergelenkscheiben so verändern, dass beim Mundöffnen ein Knacken zu hören ist.

■ Bei Störungen der Kiefergelenksbewegung kann es zu irreparablen Schäden im ganzen Kausystem kommen. So kann es passieren, dass der Mund nur noch schwer oder unter Schmerzen geöffnet oder geschlossen werden kann.

■ Selbst Arthrose ist als Spätfolge bei einer derartigen Entwicklung nicht auszuschließen.

Sind Muskeln auf Dauer verkrampft, zieht dies immer Fehlhaltungen und weitere Verkrampfungen in den angrenzenden Bereichen nach sich.

■ Parallel zu Schmerzen der Kiefermuskulatur treten häufig auch schmerzhafte Verspannungen im Kopf- sowie im seitlichen Hals- und Nackenbereich auf, deren eigentliche Ursache oft nicht spontan erkannt wird.

■ Probleme mit der Wirbelsäule bis hin zum Bandscheibenvorfall können im Zusammenhang mit Zähneknirschen stehen.

■ Durch Stauchungen und Verschiebungen des Kiefergelenks können in dieser hochsensiblen Region des Gesichtes in unmittelbarer Nähe der Ohren infolge hartnäckig falschen Zubeißens auch an den Schläfen, im Ohr und hinter den Augen Schmerzen ausgelöst werden.

■ Selbst Tinnitus ist zum Teil auf einen falschen Biss zurückzuführen.

Dauerhafte Spuren an den Zähnen

■ Obwohl der Zahnschmelz zu den härtesten Substanzen im Körper zählt, hält er oft den massiven Belastungen des nächtlichen Zähneknirschens nicht stand. Infolgedessen geht nach und nach Zahnsubstanz verloren.

■ Schleifspuren (Schliff-Facetten insb. an den Schneidezähnen und auf den Kauflächen) und extreme Abnutzungserscheinungen an den Zähnen sprechen eine eindeutige Sprache.

■ Durch den massiven Druck können Risse am Zahnschmelz entstehen, was zwangsläufig zu überempfindlichen Zähnen führt.

■ Bei starker Schädigung des Zahnschmelzes liegt zunehmend auch das Zahnbein frei; der Zahn verfärbt sich dann dunkel. Im fortgeschrittenen Stadium, wenn die Risse sehr tief gehen, können die Zähne schlimmstenfalls sogar auseinander brechen.

■ Weniger durch Pressen als durch permanentes Reiben, Mahlen und Knirschen wird die Zahnkrone immer kürzer. In extremen Fällen kann die Zahnkrone systematisch – zum Teil schräg – so tief abgeschliffen und abgerieben werden, dass sie irgendwann fast vollständig verschwindet und nur noch die Zahnwurzel übrig bleibt.

Röntgenbilder zeigen eindrucksvoll, wie bei einem derartigen Krankheitsverlauf die Zähne bisweilen nur noch mit der Spitze der Zahnwurzel im Kiefer stecken.

■ Schmerzen und extreme Temperaturempfindlichkeit sind die Folge, wenn durch die permanente Belastung die Zahnwurzel und der Zahnnerv stark strapaziert und gereizt werden.

Sogar Zahnersatz leidet

■ Auch Porzellanfüllungen geraten durch übermäßiges Knirschen in Mitleidenschaft: Zwar ist diese Substanz hart, jedoch gleichzeitig auch spröde und reagiert auf Dauerbeanspruchung mit Rissen. Goldfüllungen sind dagegen robuster und widerstandsfähiger und Zähneknirschern im Interesse der längeren Haltbarkeit gegenüber Porzellanfüllungen zu empfehlen.

Zahnfleischentzündungen & Co.

Starker Druck behindert stets die Durchblutung von Gewebe. Das gilt auch für den Mundraum.

■ So wird beim Knirschen und Pressen das Zahnfleisch nicht ausreichend durchblutet, folglich auch nicht genügend ernährt, was zu Zahnfleischbluten und Zahnfleischentzündungen (Gingivitis) führen kann. Häufig zieht sich als Folge davon das Zahnfleisch zurück.

■ Oft greifen Zahnfleischentzündungen auf den Zahnhalteapparat, das so genannte Zahnbett, über. Kommt es hier zusätzlich zu einer bakteriellen Entzündung, ist es bis zu einer Parodontitis (= durch Bakterien ausgelöste entzündliche Zahnbetterkrankung, früher oft als Parodontose bezeichnet) nicht mehr weit.

■ Durch das Zähneknirschen über Gebühr beansprucht, entsteht zunächst eine Zahnfleischtasche. Wenn dieser Prozess im fortgeschrittenen Stadium weiter auf den knöchernen Teil des Zahnbettes übergreift, bildet sich eine Knochentasche. Ohne wirksame Gegenmaßnahmen kann dieser Prozess unaufhaltsam bis zur Wurzelspitze fortschreiten. Als Folge davon liegt der Zahnhals zunehmend frei, der betroffene Zahn lockert sich und kann – im schlimmsten Fall – ausfallen.

Es erstaunt, dass sich die Krankenkassen dem Thema bislang nicht durch intensive Informationen an ihre Mitglieder und die Förderung entsprechender vorbeugender Maßnahmen genähert haben. Zahlreiche Folgekrankheiten lösen enorme Kosten für die Gemeinschaft aus, die sich deutlich reduzieren ließen.

Wenn Probleme nachts zermalmt werden

Nächtliches Zähneknirschen kann lange unbemerkt bleiben, da man selbst vom Knirschen in der Regel nichts merkt. Sogar wenn erste Schädigungen an Gebiss und Kiefer auftreten, bleibt deren eigentliche Ursache häufig unerkannt. Glücklich sind diejenigen, deren Partner/in nachts die Knirsch- und Mahlgeräusche hört, davon wach wird und diese Beobachtung auch äußert. So gewarnt, kann man den Zahnarzt gezielt darauf ansprechen.

Oft ist es jedoch erst der Zahnarzt, der aufgrund des veränderten Zustands der Zähne und des Gebisses entsprechende Rückschlüsse auf die verborgene Ursache zieht und dann die notwendigen Behandlungsmaßnahmen einleitet. Wer diese Hilfen nicht erhält oder wer dem eigentlichen Auslöser nicht auf den Grund geht, dem drohen schlimmstenfalls schwere Schäden an Zähnen und Gebiss.

Zahnmedizinische Behandlung: »Aufbiss-Schiene«

Zur Behandlung der akuten Symptome, die durch Bruxismus ausgelöst werden, und um eine erste organische Entlastung der beim Knirscher über Gebühr strapazierten Zähne und des verspannten Gebisses zu erreichen, ist der Einsatz einer so genannten Aufbiss-Schiene erforderlich.

- Hierbei handelt es sich um einen individuell vom Zahnarzt aus durchsichtigem hartem oder weichem Kunststoff angepassten Zahnaufsatz, der regelmäßig nachts entweder auf dem Unter- oder Oberkiefer getragen wird.
- Durch das Tragen einer solchen Aufbiss-Schiene wird verhindert, dass die Zähne direkten Kontakt zueinander haben und durch Knirschen, Pressen, Aneinanderreiben etc. weiteren organischen Schaden nehmen können. Die Schiene bremst die Kieferbewegungen, verringert den Druck oder verteilt ihn zumindest gleichmäßig auf den gesamten Kiefer. Dadurch entspannt sich zunächst einmal die Kaumuskulatur. Folgeschmerzen, die durch Verkrampfung des Mundbereiches ausgelöst werden, lassen sich somit verhindern oder doch immerhin verringern.
- Die Aufbiss-Schiene schützt damit den Knirscher gewissermaßen vor sich selbst. Je früher diese »Schienentherapie« einsetzt, desto besser können natürlich die langfristigen Folgen des Knirschens verhindert werden. Damit ist sie wichtig und hilfreich, jedoch rührt sie nicht an die eigentliche Ursache des Problems. Sie kann lediglich die mechanischen Auswirkungen des Pressens, Beißens und Knirschens dämpfen. Das zerstörerische stressbedingte Zähneknirschen lässt sich aber nicht alleine damit abgewöhnen.

Eine Aufbiss-Schiene kann nur die direkte Schädigung der Zähne aufhalten – sie ändert nichts am Grund der Erkrankung: dem Stress

Stress und Muskelverspannungen nachhaltig abbauen

Die Anpassungsfähigkeit des menschlichen Organismus an permanent steigende tägliche Herausforderungen und andauernden Stress stößt heute zunehmend an ihre Grenzen. Will man trotz des beruflichen und oftmals auch privaten Drucks gesund und leistungsfähig bleiben, ist es an der Zeit, einen Weg zu suchen, um die Fähigkeit des Körpers, diesen negativen Einflüssen Stand zu halten, zu verbessern. Nur so lässt sich vermeidbaren gesundheitlichen Schädigungen wirkungsvoll vorbeugen.

Gezielte Übungen zur Selbstentspannung können helfen, die Reaktionen des Nervensystems auf Stress zu verbessern und stressbedingte Krankheitssymptome – wie das Zähneknirschen – ganzheitlich zu behandeln.

Das Phänomen »Stress«

Der Begriff »Stress« ist in den letzten Jahren zu einem der populärsten Schlagworte im alltäglichen Sprachgebrauch geworden. Trotz seiner auf den ersten Blick eher negativen Assoziationen, erhält »Stress« gesellschaftlich leider auch den Beiklang von Anerkennung und Wichtigkeit für denjenigen, der von sich behaupten kann, er sei »im Stress«. So windet sich der erfolgshungrige Mensch des 21. Jahrhunderts in einer paradoxen Spirale zwischen Sehnen nach und Fürchten vor Stress.

Was passiert bei Stress im Körper?

An sich sind Stressreaktionen des Organismus eine wertvolle Fähigkeit. Im Laufe seiner Entwicklungsgeschichte musste der Mensch in direkten Gefahren und herausfordernden Situationen in der Lage sein, alle seine Kräfte auf die Bewältigung der jeweiligen Aufgabe zu konzentrieren. So war es in früheren Zeiten überlebenswichtig, den Körper in Sekundenschnelle auf Kampf und/oder Flucht vorzubereiten. Noch weiter gehend kann man feststellen, dass der Mensch ganz ohne Stress gar nicht leben könnte, da er für viele Situationen eine erhöhte Leistungsbereitschaft benötigt, die erst durch Stress aktiviert wird.

Auf neurologischer Ebene kommt es bei Stress zu einer Reaktion des so genannten autonomen Nervensystems, das die Funktionen sämtlicher Organe (wie z.B. die Verdauung oder den Herzschlag) steuert.

Mangelnde Bewegung oder einseitige körperliche und geistige Belastungen verstärken Stress.

Innerhalb dieses Nervensystems, das wir nicht willentlich beeinflussen können, arbeiten zwei Regelkreise Hand in Hand, die einander ergänzen wie die beiden Seiten einer Medaille – das »sympathische« und das »parasympathische« Nervensystem.

- Das parasympathische Nervensystem sorgt für Ruhe und Erholung im Körper.
- Durch die Aktivierung des Sympathikus wird dagegen eine allgemeine Leistungssteigerung des Organismus bewirkt – und so die Voraussetzung für die Leistungsfähigkeit des Menschen geschaffen.

Wie wir auf Belastungen reagieren

Wissenschaftlich ist nachgewiesen, dass unter Belastung bestimmte so genannte Stresshormone ausgeschüttet werden: das Adrenalin, das innerhalb von Sekunden aktiv wird, sowie das länger anhaltende Cortisol. Diese Hormone stoßen verschiedenste körperliche Reaktionen an und versetzen den Menschen in die Lage, eine körperliche Antwort auf Belastung zu finden:

Nur der negative »Disstress« schadet unserer Gesundheit. Den mit Freude und Erfüllung verbundenen »Eustress« verarbeitet der Körper völlig problemlos.

- Puls und Blutdruck werden erhöht, ebenso die Atem- und Herzfrequenz. Die Versorgung von Gehirn und Lunge verbessert sich, die Sinne werden geschärft. Die Pupillen weiten, die Blutgefäße verengen sich, die Fähigkeit zur Blutgerinnung wird gesteigert. Die Muskeln werden stärker durchblutet, d.h. aktiviert, infolgedessen steigt die Spannung der Muskulatur (»Muskeltonus«) an.

- Gleichzeitig wird das parasympathische Nervensystem (»Parasympathikus«) gehemmt. Dies hat zur Folge, dass insbesondere die Darmtätigkeit gebremst wird (Harn und Stuhlgang werden zurückgehalten). Darüber hinaus werden aber auch noch andere für Kampf und Fortbewegung unwichtige Organe (z. B. Gallenblase, Bronchien) schwächer versorgt. Schließlich fahren auch die Immunkompetenz und Sexualfunktion herunter.

Anspannung und Entspannung – die beiden Pole des Lebens

Wie wichtig Zähne für den Kampf sind, kann man an jedem Beutetier sehen. Auch uns Menschen ist der Impuls, die Zähne für Angriff oder Verteidigung einzusetzen, nicht verloren gegangen.

Erfolge werden im Leben mit einer zielgerichteten Anspannung erkämpft. Bei Pfeil und Bogen trifft der Pfeil das Ziel nur dann, wenn er ordentlich gespannt wird. In gleicher Weise sind auch im alltäglichen Leben Anspannungen zu gegebener Zeit wichtig und nötig. Wie bei Pfeil und Bogen sollte nach einer Phase der Anspannung dann aber stets auch eine Phase der Entspannung folgen. Ständige Spannung bedeutet beim Bogen wie auch beim Menschen unökonomisch eingesetzte Energie und infolgedessen Abnutzung, Verschleiß. Nach jedem Einsatz von Energie sind Ruhepausen nötig. Um die verzehrten Kraftspeicher wieder aufzuladen, braucht es Phasen des Abschaltens, der Erholung, der Entspannung.

Stress – ein (un)heimlicher Zahnkiller

Wird nun das sympathische Nervengeflecht aufgrund permanenter Stressbelastung nahezu pausenlos gefordert, verlernt der Körper nach und nach, das parasympathische Nervensystem zu aktivieren. Ständige Erschöpfung, ein geschwächtes Immunsystem und nicht zuletzt Verspannungen, die zunehmend mit

Schmerzen einhergehen, können die unangenehmen Folgen sein. Ein bevorzugtes Ventil des überreizten Sympathikus ist der Mund- und Kieferbereich, wo Verspannungen zu Schmerzen und Schädigungen am Gebiss führen können (siehe Seite 12 ff.).

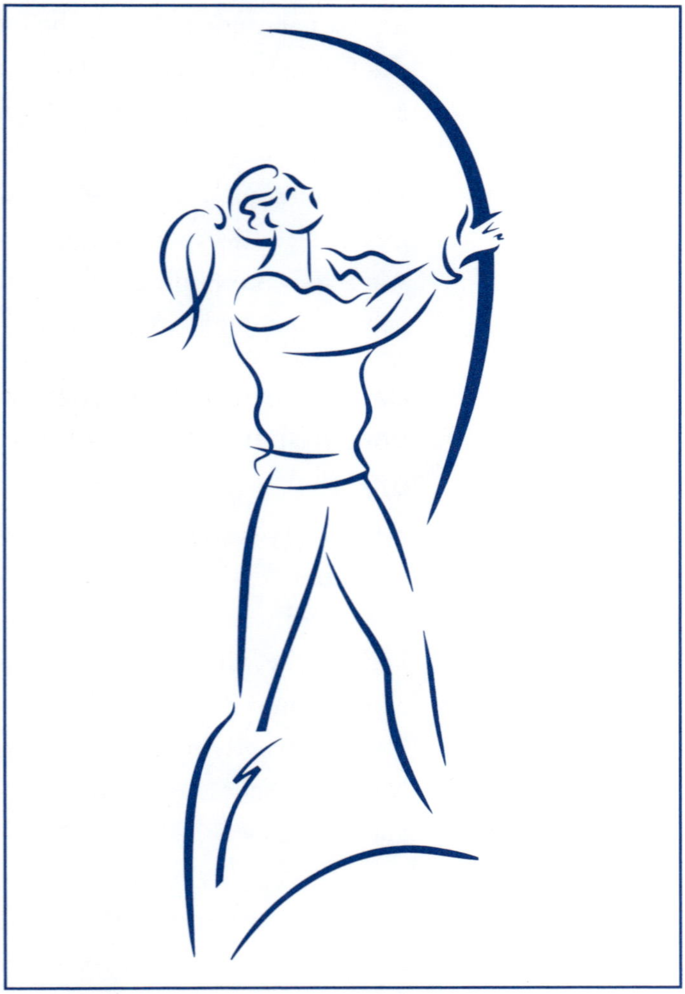

Alarmiert durch Dauerstress

Lässt sich die Belastung nicht auf andere Weise, z. B. durch körperliches Sich-Abreagieren (insbesondere im Sport) »neutralisieren«, geraten wir in Dauerstress. Jetzt befindet sich der Körper in einer ständigen Alarmbereitschaft, die sich langfristig negativ auf die Gesundheit und das persönliche Wohlbefinden auswirkt. Hierfür ist insbesondere das Stresshormon Cortisol verantwortlich, das wie oben bereits erwähnt länger wirkt als das sehr schnell sich auf- und wieder abbauende Adrenalin.

Unter lang anhaltender Stressbelastung richten sich frei werdende Energien in gesundheitsschädigender Weise gegen den eigenen Körper.

Der alltägliche Stress reißt heutzutage in der Regel kaum noch ab, so dass die Cortisolausschüttung zwangsläufig relativ konstant auf einem zu hohen, für den menschlichen Organismus »ungesunden« Niveau bleibt. Wenn die innere Anspannung des Organismus nie nachlässt, sondern vielmehr immer weiter nach oben gefahren wird, fehlt in schädlicher Weise die für die Regenerierung notwendige Balance zwischen Anspannung und Entspannung. Auf eine derartige Stressbelastung ist der menschliche Körper nicht eingerichtet. Wir riskieren krank zu werden, wenn es nicht gelingt, aus dem Teufelskreis der ständigen Anspannung auszubrechen.

Das Wechselspiel von Spannung und Entspannung im Körper

Wie wichtig die Balance zwischen Anspannung und Entspannung ist, lässt sich recht anschaulich an unserer Muskulatur beobachten.

Der Muskeltonus passt sich permanent den jeweiligen Erfordernissen an. Durch Nervenreize wird er auf die Interaktion mit der Umwelt und erforderliche Kraftentwicklung vorbereitet.

Der menschliche Organismus und damit sein Nervensystem verfügt über eine bestimmte Grundspannung, den so genannten Muskeltonus (die Grundanspannung des ruhenden Muskels). Dieser variiert in einer gewissen Bandbreite von Mensch zu Mensch, reicht aber für normale Reaktionsweisen in jedem Fall aus. Selbst im Schlaf ist die Muskulatur nicht völlig entspannt.

- Zieht sich nun ein Muskel zusammen, sei es aufgrund von körperlicher Betätigung oder emotionaler Belastung, so spannt er an, der Muskeltonus erhöht sich.
- Lockert sich der Muskel wieder, entspannt er und der Muskeltonus sinkt.

Jede Anspannung ist damit nur in ihrer Relation zur nachfolgenden Entspannung zu verstehen: Spannung und Entspannung der Muskeln wechseln im Körper immer ab. Wird ein Muskel lang anhaltend angespannt – oder sogar überspannt –, ohne dass

Phasen der Entspannung für die erforderliche muskuläre Erholung sorgen, kommt es beinahe zwangsläufig zu Regulationsstörungen.

Körperliche und geistige Entspannung – ganzheitlich betrachtet

Interessanterweise stehen diese Tonusveränderungen der Muskulatur in einem ganzheitlichen, wechselseitigen Zusammenhang zur psychischen Konstitution des Menschen: Seelische Verspannungen gehen nämlich unlösbar mit körperlichen Spannungszuständen einher – und umgekehrt können muskuläre Verspannungen seelische Spannungszustände auslösen.

Dieses ganzheitliche Wechselspiel zwischen Muskulatur und Psyche im Zusammenhang mit Spannung und Entspannung lässt sich in zweifacher Weise nutzen.

Innere und äußere Entspannung gehen immer Hand in Hand – ebenso wie innere und äußere Anspannung.

- In früheren Zeiten (vor allem in der älteren Hypnose- und Suggestionstherapie) wurde zunächst die Psyche angesprochen, um nachfolgend körperliche Entspannung zu bewirken.
- Moderne Verfahren gehen heute gezielt den umgekehrten Weg. Insbesondere die Übungen der Progressiven Muskelentspannung und des Autogenen Trainings machen sich diese Erkenntnis zu Nutze und setzen auf ihre jeweils individuelle Weise bei der Muskulatur an. Dieser in einem ersten Schritt erreichte Entspannungszustand der Muskeln sorgt dann auch im emotionalen, psychischen Bereich für Entspannung.

So ist ein körperlich entspannter Mensch wesentlich besser gerüstet, um Anforderungen welcher Art auch immer, insbesondere auch Stress, zu bewältigen. Auf diese Weise gesparte Kraftreserven sorgen dafür, dass sich Belastungen weniger stark auf den seelischen Bereich auswirken. Über den Spannungszustand der Muskulatur lässt sich positiver Einfluss auf eine Harmonisierung der psychischen Gesamtkonstitution ausüben. Als Folge können stressbedingte Symptome wie auch das Zähneknirschen mit allen negativen Folgeerscheinungen zurückgehen.

Entspannung für gestresste Zähne

Wer bewusst lächelt, obwohl er traurig ist, wird feststellen, dass sich auch innerlich die Stimmung aufhellt.

Nachts wird nur mit den Zähnen geknirscht, wenn der Körper zuvor keine Möglichkeit hatte, den Stress auf andere Weise zu bewältigen. Wenn der Stressgeplagte die im Laufe des Tages aufgestaute innere Anspannung während des Schlafes durch Knirschen neutralisieren kann, bringt ihm das in paradoxer Weise sogar eine psychische Erleichterung.

Natürlich wäre es ideal, die belastenden Faktoren (Stressoren), die das Zähneknirschen auslösen, weitestgehend zu reduzieren. Doch der verständliche Wunsch, den Stress ganz auszuschalten, wird sich in aller Regel als nicht realisierbar erweisen. Obwohl die Stressoren sich beim Einzelnen in der Regel mehr oder minder klar und eindeutig identifizieren lassen, sind sie nur selten ganz zu vermeiden: Wer beruflich stark eingespannt ist, wird sich den Anforderungen nur schwer entziehen können. Finanzielle Probleme lassen sich ebenfalls nicht auf Knopfdruck lösen. Familiäre Sorgen kommen und gehen nicht von einem Tag auf den anderen.

Ziel soll es daher sein, im Sinne einer ganzheitlichen Betrachtung und Behandlung des Zähneknirschens einen allgemein besseren Umgang mit Stress zu lernen und so einen Ausgleich zwischen Spannung und Stress auf der einen und Entspannung und Ruhe auf der anderen Seite anzustreben.

Erste Anzeichen für nächtliches Zähneknirschen

Mit Hilfe der folgenden Checkliste erkennen Sie erste Anzeichen dafür, dass auch Sie zu den nächtlichen Zähneknirschern zählen.

	Ja	Nein
Leiden Sie an Zahnschmerzen, für die Ihr Zahnarzt keinen organischen Grund ausmachen kann?	☐	☐
Sind Ihre Zähne ungewohnt empfindlich?	☐	☐
Haben Sie gerade morgens das Gefühl, eine Art Muskelkater in den Kiefergelenken zu spüren?	☐	☐
Schmerzt Ihre Kaumuskulatur, oder fühlt sich Ihr Kiefer verkrampft an?	☐	☐
»Knackt« Ihr Kiefergelenk morgens, wenn Sie den Mund öffnen, z. B. beim Gähnen?	☐	☐
Sind Nacken und Schultern verspannt, schmerzt obendrein Ihr Kopf?	☐	☐
Spüren Sie ein Stechen, ausgehend von den Schläfen bis hin zu den Ohren?	☐	☐

Auch wenn Sie nur einige der Fragen mit »Ja« beantwortet haben, sollten Sie Ihren Zahnarzt gezielt auf das Zähneknirschen ansprechen. Die Wahrscheinlichkeit ist jedenfalls groß, dass Bruxismus die Ursache zumindest eines Teils Ihrer Beschwerden sein kann.

Wen wundert es, dass die durch Stress bedingten Zivilisationskrankheiten – wie das Zähneknirschen – Jahr für Jahr deutlich zunehmen?

Das 3-Stufen-Programm gegen Zähneknirschen

Gehören auch Sie zu der ständig wachsenden Gruppe der Zähneknirscher? Und wollen Sie nicht auf Dauer mit einer Aufbiss-Schiene zu Bett gehen? Dann testen Sie doch einfach einmal die im Folgenden beschriebenen Entspannungsübungen!

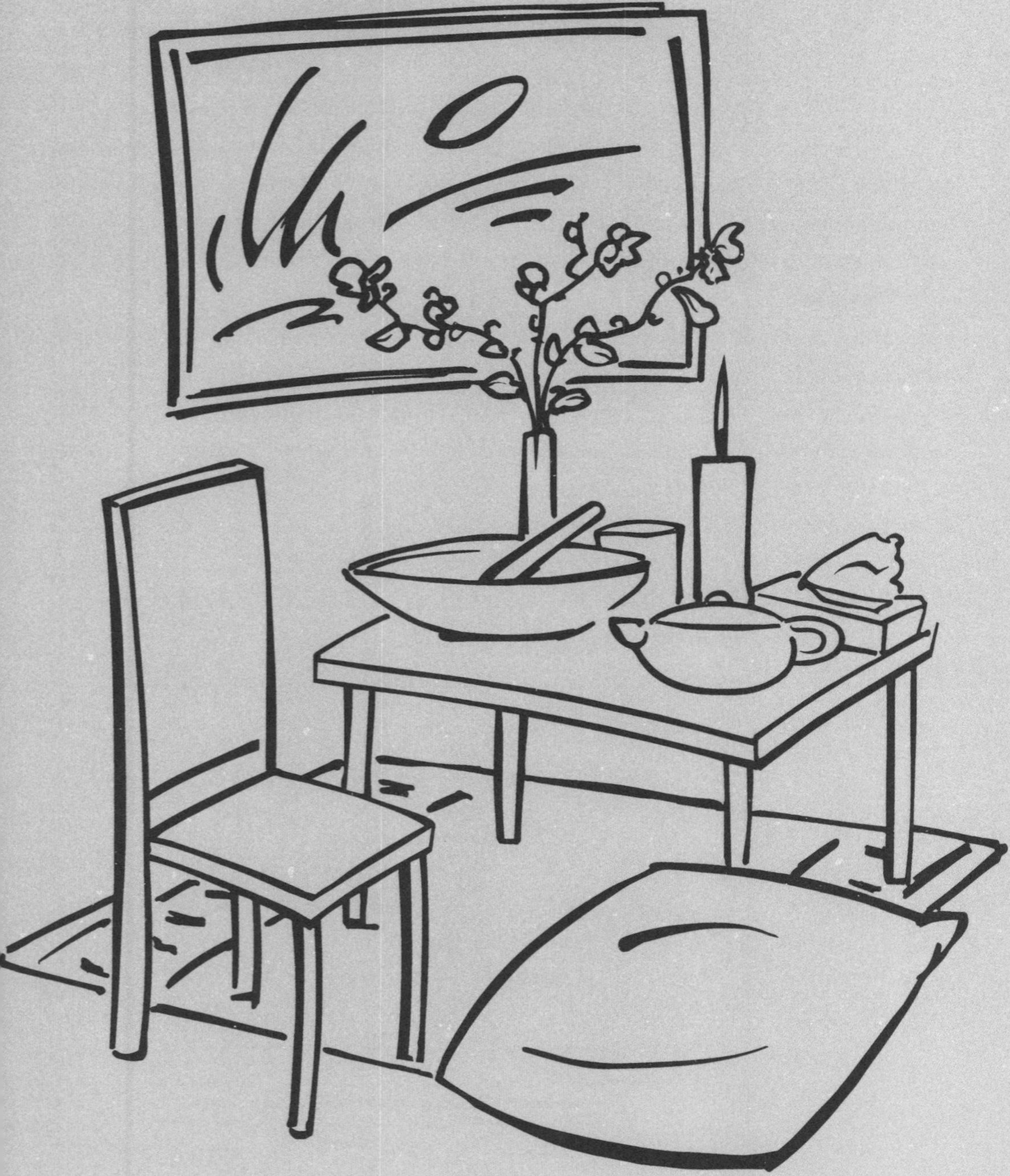

Regelmäßige Entspannungsübungen sollten fester Bestandteil des Alltags werden – und zwar in gleichem Maße, wie körperliche Anspannung durch Stress und die unterschiedlichen Belastungen viel zu oft Teil unseres täglichen Lebens sind.

Dem alltäglichen und unvermeidbaren Stress zum Trotz kann es Ihnen bei regelmäßiger Übung gelingen, wieder zu einer entspannten Balance zu finden. Nur wenn Sie es schaffen, sich aus eigener Kraft besser gegen die Belastungen des Alltags zu rüsten, werden Sie langfristig auch den Teufelskreis des Zähneknirschens durchbrechen. In drei Etappen will Ihnen dieser Ratgeber nun das notwendige Rüstzeug hierfür an die Hand geben.

- In der ersten Stufe werden Sie mit Hilfe ausgewählter Atemübungen – insbesondere aus dem Yoga (so genannte Pranayamas) – lernen, in Stresssituationen im wahrsten Sinne des Wortes Luft zu holen und damit Ihren Körper wieder in eine erste Grundentspannung zu führen.
- Klassische Übungen aus der Progressiven Muskelentspannung setzen in der zweiten Stufe gezielt an derjenigen Muskulatur an, deren Verkrampfungen ursächlich in direktem Zusammenhang mit dem Zähneknirschen stehen.

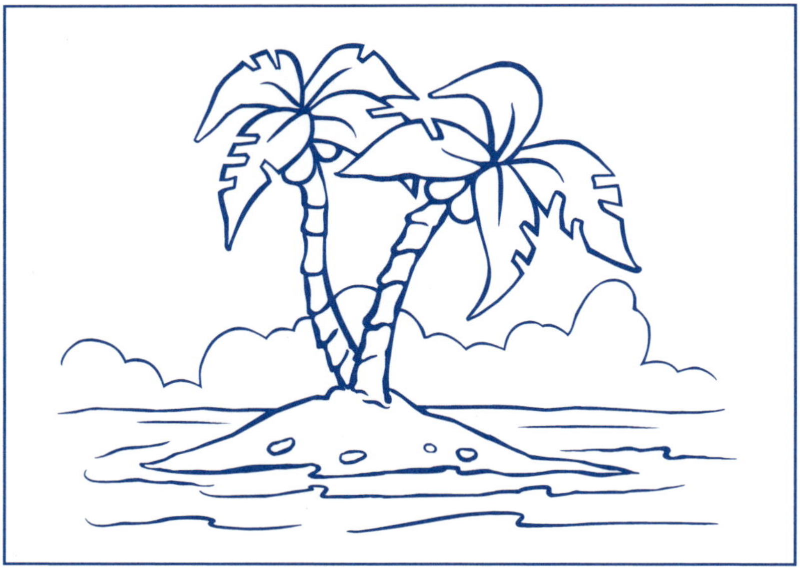

■ Gezielte Techniken des Autogenen Trainings schließlich runden das hier entwickelte Entspannungsprogramm gegen Zähneknirschen ab.

Die Übungen bauen aufeinander auf und werden Sie Schritt für Schritt in eine immer tiefere Entspannungspraxis führen.

Innere Harmonie durch entspanntes Atmen

Wir leben in einer hektischen Zeit, voll äußerer Unruhe und innerer Anspannung. Der ungesunde Rhythmus dieses Lebens wird dem modernen Menschen regelrecht aufgezwungen. Atemlos werden wir durch den Alltag getrieben bei unserer Jagd nach Erfolg, unserem permanenten Streben nach Höchstleistung. Wie eine Maschine muss unser Körper funktionieren, damit wir den oft atemberaubenden Ansprüchen gerecht werden können. Nervöse Kurzatmung ist die zwangsläufige Folge einer andauernden psychischen Belastung.

Nervöse Kurzatmung ist gekennzeichnet durch schnelles, kurzes und flaches Ein- und Ausatmen – im Gegensatz zur »richtigen« Atmung, bei der sich Zwerchfell und Brustkorb in einem langsamen Rhythmus entspannt heben und senken.

Natürliches Atmen – ohne Spannungen und Blockaden – ist der erste unabdingbare Schritt auf dem Weg zu einer allgemeinen Entspannung des Körpers. Sie werden erleben, dass sich Spannungen und Verspannungen, insbesondere im Schulter- und Nackenbereich sowie der Halswirbelsäule, mit Hilfe einer entspannten und harmonischen Atmung lösen können.

Selbst Störungen von Körperfunktionen – und somit auch das nicht-funktionale nächtliche Zähneknirschen – lassen sich mit einem gleichmäßigen und tiefen Atemrhythmus auf längere Sicht sehr wirkungsvoll begegnen.

Die Atmung – ein Meisterwerk der Schöpfung

In einem perfekten Zusammenspiel vollbringen unsere Atmungsorgane eine technische Meisterleistung. Dabei ist die Atmung in physiologischer Hinsicht ein rhythmischer Vorgang, der sich, für jeden ersichtlich, aus zwei aufeinander abgestimmten Phasen zusammensetzt, dem Ein- und Ausatmen. Beide zusammen ergeben eine perfekte Einheit.

Das Atemzentrum

Die Impulse zum Ein- und Ausatmen werden grundsätzlich unwillkürlich durch eine übergeordnete Steuerungsinstanz, das Atemzentrum, ausgelöst, das den automatischen Ablauf der Atmung sicherstellt.

Das Atemzentrum gehört zum autonomen Nervensystem (siehe Seite 17), das alle nicht mit dem Willen lenkbaren Funktionen des Körpers bestimmt wie Kreislauf, Verdauung, Stoffwechsel oder Fortpflanzung. Es besteht aus einer Ansammlung von Nervenzellen und befindet sich im verlängerten Rückenmark, also ungefähr in Höhe des Genicks. In erster Linie wird es durch den Kohlensäure- und Sauerstoffgehalt des Blutes beeinflusst. Je nach der vorliegenden Konzentration löst das Atemzentrum tiefes und ruhiges oder flaches und schnelles Atmen aus und sorgt so für eine Regulierung des Sauerstoff-Kohlendioxid-Verhältnisses im Blut.

- Aber auch äußere Reize wie Kälte, Wärme und Schmerz wirken über die Sinneszellen der Haut auf das Atemzentrum ein, beschleunigen (Kälte) oder verlangsamen (Wärme) die Atmung.
- Sogar Emotionen haben Einfluss auf die Atmung. Freude und Heiterkeit gehen einher mit einer vertieften Atmung. Erleben wir Angst und Schrecken, verflacht sie oder sie setzt phasenweise ganz aus. Dies liegt an der engen Verbindung zwischen Atemzentrum und Zwischenhirn, in dem Empfindungen, Gefühle und Stimmungen in nervöse Impulse umgewandelt werden, die auch bei der Steuerung der Atmung mitwirken.

■ Sinn und Zweck dieses hochsensiblen Anpassungsmechanismus ist es, unseren Körper in jeder Lebenssituation mit der benötigten Menge an Energie zu versorgen.

Unverzichtbares Zwerchfell

Das Zwerchfell ist unser wichtigster Atemmuskel. Dabei handelt es sich um eine sehnige Muskelplatte, die Bauch und Brustkorb voneinander trennt. Es verläuft quer durch den Körper, besitzt jedoch zwei Kuppeln, die im Zustand der Ausatmung in den Brustkörper hineinragen.

Das Atemzentrum steuert unsere Atembewegung und regt sie je nach Notwendigkeit an. Selbst im Schlaf oder bei Bewusstlosigkeit ist damit sichergestellt, dass wir mit ausreichend Sauerstoff versorgt werden.

■ Beim Einatmen zieht es sich zusammen, die Kuppeln flachen dadurch ab und bewirken so eine Ausdehnung des Brustraums vor allem nach unten.

■ In umgekehrter Weise erfolgt das Ausatmen durch die Entspannung von Zwerchfell und äußerer Zwischenrippenmuskulatur. Das Zwerchfell wölbt sich wieder in die Brusthöhle vor, während sich die Lungenflügel elastisch zusammenziehen.

■ Das Zwerchfell wird von emotionalen Belastungen unmittelbar beeinflusst. Beispielsweise verkrampft es unter Einfluss von Stress beim Ausatmen, presst sich zusammen und kann dann ebenfalls nicht entspannt in den Brustkorb zurückgleiten. Auch die Einatmung ist dadurch eingeengt.

Aktiv einatmen ...

Wird das Atemzentrum gereizt, sendet es seine Impulse vornehmlich an die Einatmungsmuskulatur aus. Über die Stimulierung des Zwerchfellnervs bewirkt es eine Kontraktion des unterhalb der Lunge liegenden Zwerchfells und über die Erregung der Zwischenrippennerven das Zusammenziehen der Zwischen-

Der Name »Zwerchfell« leitet sich von »zwerch«, dem veralteten Wort für »quer« oder »schräg« ab. Den zweiten Wortteil kennen wir vom Trommelfell oder Bauchfell; »fell« ist hier als »Wand« zu verstehen.

rippenmuskeln. Der knöcherne Brustkorb ist dank der Wirbelgelenke zwischen den Rippen und der Wirbelsäule sowie der knorpeligen Verbindungsstücke zwischen den Rippen und dem Brustbein beweglich, so dass sich die Rippen beim Einatmen heben und beim Ausatmen wieder senken können. Der Brustumfang kann sich so nach allen Richtungen hin vergrößern. Die Lungenflügel dehnen sich dabei aus, damit möglichst viel frische Luft einströmen kann.

Der Atemvorgang selbst kann sowohl von den Zwischenrippenmuskeln allein als auch nur vom Zwerchfell durchgeführt werden. Die gewöhnliche Atemweise sollte jedoch eine Mischatmung sein, wobei durch die Zwerchfellatmung (auch Bauchatmung genannt) eine bessere Entfaltung der Lungenflügel erreicht werden kann.

… und passiv ausatmen

Das Ausatmen ist im Gegensatz zum Einatmen ein eher passiver Vorgang, bei dem die Lunge, das Zwerchfell und die Rippen einfach in ihre Ruhestellung zurückkehren. Sämtliche Atemmuskeln können dabei wieder entspannen. Am Ende der Ausatmung folgt die so genannte Atempause oder Atemruhelage. Wenngleich die Ausatmungsbewegung streng genommen nie ganz aufhört, sondern fast fließend wieder in die aktive Einatmungsphase übergeht, findet im Atemfluss dennoch ein Augenblick des Innehaltens statt, bevor der Einatemimpuls erneut ausgelöst wird.

Nach dem Ausatmen ist in unserer Lunge immer noch eine Restmenge an Luft vorhanden. Dadurch wird verhindert, dass die Lungenbläschen beim Ausatmen kollabieren. Die verbrauchte Luft kann durch intensives Ausatmen deutlich vermindert, aber niemals vollständig aus der Lunge entleert werden.

Je kräftiger wir aber ausatmen, desto mehr verbrauchte Luft kann aus den Lungenbläschen entfernt werden, desto mehr Platz schaffen wir, damit beim nächsten Einatmen möglichst viel frische, sauerstoffreiche Luft aufgenommen werden kann.

Von der Kunst, richtig auszuatmen

Gerade bei Aufregung und in Stresssituationen wird unser Atem flach und das Ausatmen kommt zwangsläufig zu kurz.

- Dies führt dazu, dass sich Abfallprodukte des Atmens wie Kohlendioxid und Schlacken in der Lunge stauen und schließlich sogar ins Blut abgedrängt werden. Der Körper wird infolgedessen – zumindest vorübergehend – mit Giften belastet.
- Innere Unruhe, Müdigkeit, Erschöpfung und nicht zuletzt Verspannungen lassen sich auch auf diese latente »Vergiftung«, die mit einer zwangsläufigen Sauerstoffunterversorgung des Körpers gekoppelt ist, zurückführen.

Atmen Sie besonders bei Aufregung und in Stresssituationen bewusst ganz tief aus. Die dadurch bewirkte Entspannung werden Sie sofort spüren.

Äußere und innere Atmung

Die »äußere Atmung« oder »Lungenatmung«, Oberbegriff für die Ein- und Ausatmung, sorgt für den Gasaustausch zwischen Luft und Blut. Bei der »inneren Atmung« wird unser wichtigstes Hauptnahrungsmittel, der frisch aufgenommene Sauerstoff, vom Blut zu den Körperzellen transportiert.

Auf dem Rückweg nimmt das Blut dann die Stoffwechselendprodukte mit, um sie wieder nach außen abzugeben. Diese automatische Entsorgung des Körpers von Kohlendioxid und anderen Stoffwechselendprodukten ist dabei als Teil der Ausscheidungsprozesse genauso wichtig wie die Versorgung der Zellen mit dem unentbehrlichen Nahrungsmittel Sauerstoff.

Sauerstoff ist Lebensenergie für den gesamten Organismus und hat insofern einen nicht zu unterschätzenden Einfluss auf unsere körperliche und seelische Verfassung. Wird dieser rhythmische Austauschprozess gestört und einer der beiden Pole, also Ein- oder Ausatmung, unterdrückt oder überbewertet, kommt es zu einem körperlichen und seelischen Ungleichgewicht. Wir fühlen uns atemlos, wie unter Strom stehend oder ohne Energie.

Für den Transport des Sauerstoffes im Blut sind die roten Blutkörperchen verantwortlich, deren Bestandteil Hämoglobin Sauerstoff bindet.

Stimmungsbarometer Atem

Von allen Körpervorgängen, die durch das autonome Nervensystem ohne Möglichkeit der willentlichen Beeinflussung gesteuert werden, nimmt die Atmung eine Sonderstellung ein. Denn obwohl wir grundsätzlich unbewusst und automatisch atmen, haben wir dank direkter Nervenverbindungen zwischen Atemzentrum und Großhirn die Möglichkeit, unsere Atmung willentlich zu steuern und damit aktiv zu beeinflussen.

Wir können unseren Atem beschleunigen, tiefer oder flacher atmen. Somit sind wir in der glücklichen Lage, selbst entscheiden zu können: Wollen wir uns den negativen Auswirkungen des täglichen Stresses auf unseren Organismus beugen und weiterhin mit einer flachen und verkrampften Brustatmung nur einen Bruchteil der Lunge in unzureichender Weise mit Sauerstoff versorgen? Oder durchbrechen wir mit gezielter Atmung diesen Teufelskreis und füllen die gesamten Lungenflügel mit frischer Luft und damit Energie?

Das eiserne Korsett der »Abwehratmung«

Da sich die Atemfunktion gewissermaßen bis in unsere Bewusstseinsebene hinauf entwickelt hat, können wir sie nutzen, um Unerwünschtes aus unserem Bewusstsein zu verdrängen. Dabei funktioniert der Atem gleichsam wie eine Schleuse, sobald wir zum Beispiel ein auftauchendes Gefühl nicht zulassen wollen. Dieses können wir mit einer reduzierten Atmung abschwächen oder sogar unterdrücken und so am Ausbrechen hindern. Auf diese Weise verlieren Gefühle ihre Intensität.

Durch regelmäßiges Unterdrücken der natürlichen Atemimpulse und häufigen Einsatz dieser regelrechten »Abwehratmung« gegen unser eigentliches Gefühlserleben verhindern wir die natürliche Spannungsentladung in unserem Körper. Die sich infolgedessen anstauenden Spannungen führen schleichend zu einer zunehmenden Verhärtung der Muskulatur. Durch Zusammenziehen der Brustmuskeln und des Zwerchfells entsteht um unsere Lunge und unser Herz herum ein zwar schützendes, jedoch unbewegliches Korsett.

»Falsche« Atemmuster, die dem eigentlichen emotionalen Empfinden zuwiderlaufen, hinterlassen auf Dauer sichtbare Spuren in unserem Körper in Form von Verkrampfungen und daraus resultierenden Folgeerkrankungen.

Diese chronische Muskelanspannung stört unser körperliches und seelisches Gleichgewicht. Schalten wir die Atmung in ihrer Funktion als regulierendes Ventil aus, suchen sich unsere Emotionen zwangsläufig einen anderen Weg zur Entlastung. Bei unterdrückter Atmung und infolgedessen verkrampften Muskeln im Brust-, Schulter- und Nackenbereich ist es zum nächtlichen Zähneknirschen nicht mehr weit.

Entspannt durchatmen

So weit muss es jedoch gar nicht erst kommen. Denn haben wir die Möglichkeiten der Atembeeinflussung erst einmal erkannt und verinnerlicht, lassen sich durch gezielte und regelmäßige Übungen auch positive Mechanismen im Körper in Gang setzen, die sich wohltuend auf Körper und Geist auswirken.

■ Lernen Sie ab Seite 36 Atemübungen kennen, mit denen Sie Ihre Atmung wieder zum freien Fließen und Ihre Muskulatur in einen nachhaltigen Entspannungszustand bringen können.

Als Vorbereitung und Einstimmung in die später vorgestellten Übungen der Progressiven Muskelentspannung und des Autogenen Trainings sind Atemübungen ideal, da der Körper durch sie bereits auf natürliche Weise in einen ruhigen und entspannten Ausgangszustand versetzt wird.

Durch gezieltes Eingreifen sind wir imstande, die unbewusst durch das Atemzentrum gelenkte Atmung zu »manipulieren« – im positiven wie im negativen Sinne.

Mehr Energie durch richtiges Atmen

Wir essen und trinken, um unseren Organismus mit allen nötigen Nährstoffen zu versorgen, um fit und vital zu sein. Wir treiben Sport, um unseren Körper in Form zu halten. So wichtig dies alles auch ist – unsere energetische Lebensgrundlage ist an allererster Stelle der Atem. Wir können unterschiedlich lang auf feste oder flüssige Nahrung verzichten, aber nur wenige Sekunden schadlos ohne Atmung sein. Die Bedeutung tiefer Atmung für die Aufrechterhaltung unserer Gesundheit kann gar nicht überbewertet werden.

- Allein durch die Kraft des Atems lassen sich Lebensenergien wieder zum Fließen bringen, die zuvor in der Rastlosigkeit des Alltags gebunden waren.
- Spannungen fallen mit ruhigem und entspanntem Atem gleichsam von uns ab.
- Je tiefer und gleichmäßiger Ihr Atem bei regelmäßigem Üben wird, desto wohler werden Sie sich insgesamt fühlen.
- Selbst fest sitzende Muskelverspannungen und Blockaden lassen sich so mit der Zeit lockern und langfristig lösen.

Atemübungen haben den Vorteil, dass sie überall und in jeder Situation anwendbar sind. Sie haben damit ein nützliches Hilfsmittel an der Hand, um Stress sofort entgegenzuwirken.

Nur bei entspannter Muskulatur kann Energie im Körper fließen. Wo immer dagegen Muskeln verspannt sind, ist unser energetisches System gestört und damit bereits die Basis für das Entstehen von Krankheiten gebildet.

Wehret den Anfängen!

Ein gutes Körperempfinden ist die beste Voraussetzung, um sich anbahnende Erschöpfungszustände und eine Überreizung des Organismus frühzeitig zu erkennen. Je länger man sich im Stress-Teufelskreis befindet, desto schwerer wird es für den Körper, wieder aus den aufgestauten Verspannungen herauszukommen.

Wissenschaftlich konnte nachgewiesen werden, dass die Fähigkeit des Körpers zur Selbstregulation, und damit zur Stressbewältigung, eine Zeit lang trotz aller Belastungen funktioniert. Sobald jedoch ein bestimmter Zeitpunkt verpasst wurde, kommt es zu einer sprunghaften Verschlechterung der Regulationsgüte. Es braucht nicht nur lange, diesen Prozess wieder umzukehren, sondern es kostet auch ein Vielfaches an Kraft und Zeit, die besser in vorbeugende Maßnahmen investiert worden wären.

Der Erschöpfung keine Chance geben

Jede entspannte Minute zählt und trainiert Ihren Körper in seiner Fähigkeit, sich von Anspannungen zu regenerieren.

Entspanntes Atmen wirkt ausgleichend und stabilisierend auf das vegetative Nervensystem und die mentale Konstitution des Menschen. Erschöpfungszuständen kann auf diese Weise nachhaltig vorgebeugt werden. Sobald Sie spüren, wie sich Stress in Ihrem Körper ausbreitet, wie Sie kurzatmig werden und sich die Muskulatur im Schulter-/Nackenbereich anspannt, sollten Sie jede Gelegenheit nutzen, um eine »Atempause« einzulegen. Und selbst wenn die Zeit nicht reicht, um sich ruhig zurückzuziehen und ein paar Atemübungen zu machen: für ein tiefes Durchatmen oder die »Bienen-Übung« (siehe Seite 53) wird sich immer eine Gelegenheit finden, um Ihren Energiehaushalt in Minutenschnelle nachhaltig zu verbessern.

Entdecken Sie die Kraft des Atmens

Eine Hinwendung zu bewusstem Atmen hat den unschlagbaren Vorteil, dass es sich hierbei um ein natürliches und obendrein kostenloses Verfahren ohne Risiken und Nebenwirkungen handelt, das überall und jederzeit ausgeführt werden kann. Als vorbeugende Maßnahme lassen sich die Atemübungen, isoliert oder in Kombination, wie es Ihnen selbst beliebt, mühelos in den Alltag integrieren. Damit stabilisieren Sie ganz allgemein Ihre psychische Gesamtkonstitution. In akuten Stresssituationen sind sie jederzeit verfügbar und wirken sich unmittelbar ausgleichend auf das strapazierte Nervensystem aus.

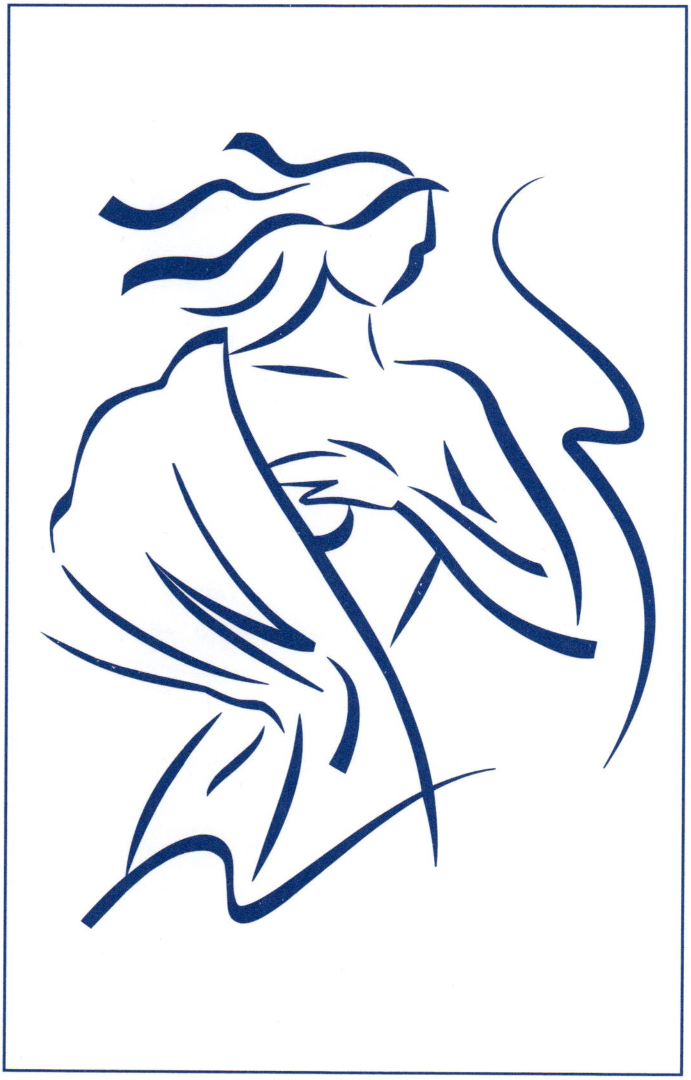

Zum Einstieg – die Atembeobachtung

Bei ausnahmslos allen Übungen, die im Folgenden dargestellt werden, ist es eine unabdingbare Voraussetzung, den angespannten Körper und die unruhigen Gedanken zunächst einmal zu entspannen und zur Ruhe zu bringen.

Zur Ruhe kommen

Stürzen Sie sich nicht übergangslos vom Alltagsgeschehen hinein in eine Atemübung.

- Versuchen Sie zunächst immer, in einem ersten Schritt in die momentanen Schwingungen Ihres Körpers hineinzuhören.
- Schalten Sie bewusst um in die bevorstehende Ruhephase.
- Nehmen Sie Ihren Körper wahr, den Sie in der Hektik des Alltags bestimmt konsequent ignoriert haben.

Gerade beim »Anfänger« in der Atem-Disziplin ist die ausführliche Einstimmungsphase wesentlich für den Erfolg der Übungen.

Innere Einstimmung

Begeben Sie sich an einen ruhigen Ort und sorgen Sie dafür, dass Sie weder vom Telefon noch durch Familienmitglieder gestört oder abgelenkt werden. Setzen Sie sich auf einen bequemen Stuhl oder Sessel, aufrecht, aber gleichzeitig entspannt. Versuchen Sie als Erstes, Ihre Gedanken zur Ruhe zu bringen. Das gelingt am besten, wenn Sie den Tagesverlauf Revue passieren lassen. Gehen Sie in Gedanken die Erlebnisse durch, die diesen Tag geprägt haben.

Lassen Sie alle diese Gedanken nun ziehen. Nichts davon ist momentan wichtig. Zu einer späteren Stunde oder auch erst morgen können Sie sich wieder darum kümmern.

- Und nun sind Sie hier, allein an einem ruhigen Ort, ganz bei sich. Betrachten Sie in Gedanken, wie Sie sitzen. An welchen Stellen berührt Ihr Körper den Sessel? Liegen die Ellbogen auf? In welcher Haltung befinden sich Ihre Hände? Liegen sie womöglich flach auf Ihren Knien oder Oberschenkeln, oder machen Sie eher Fäuste? Lehnt Ihr Kopf gegen die Rückenlehne, oder halten Sie ihn eigenständig aufrecht? Wie fühlt sich Ihr Nacken an? Eher fest und hart oder weich und warm? Und Ihre Beine? Ist die Muskulatur angespannt oder locker?

Dem eigenen Atem auf der Spur

Vielleicht fällt es Ihnen leichter, Ihre Atmung im Liegen während der abendlichen Einschlafphase zu beobachten. Sobald Sie ein erstes Gefühl für Ihren Atem entwickelt haben, wird es Ihnen gelingen, sich auch im Sitzen auf Ihren Atem zu konzentrieren.

Wenn Sie auf diese Weise Ihren Körper und Ihre Gedanken zur Ruhe gebracht haben, gehen Sie einen Schritt weiter.

- Konzentrieren Sie sich nun gezielt auf Ihren Atem. Lernen Sie Ihre eigene Atemweise kennen.
- Lenken Sie Ihre Aufmerksamkeit nach innen und spüren Sie, wie der Atem in Sie hineinströmt. Nehmen Sie wirklich viel Luft auf, oder ist Ihre Atmung eher flach und eingeschränkt? Bewegt sich Ihre Bauchdecke nach oben, oder gelangt eigentlich nur Luft in den Brustraum?
- Konzentrieren Sie sich nun gezielt auf Ihre Ausatmung. Atmen Sie leicht und entspannt aus, oder haben Sie den Eindruck, dass sich gar nicht viel bewegt? Wie fühlt sich Ihr Brustkorb an? Empfinden Sie einen großen entspannten Raum, oder fühlen Sie sich eingezwängt wie in einen Panzer?
- Wie fühlen sich Ihre Schultern an? Hängen sie locker nach unten, oder ziehen Sie sie unbewusst nach oben in Richtung Ohren?

Die Botschaft des Atems verstehen

Wer sich noch nie mit seinem Atem beschäftigt hat, wird überrascht sein, dass sich der Atem bereits durch bloßes Beobachten verändert.

Beschränken Sie sich zunächst darauf, Ihren Atem wirklich nur zu beobachten und zu erfühlen. Bei der reinen Atembeobachtung gibt es kein »richtig« oder »falsch«. Es geht ausschließlich darum, ein Gefühl und Gespür für den aktuellen Zustand Ihrer Atmung zu bekommen. Auf diese Weise werden Sie nicht nur Ihren Atem, sondern auch sich selbst besser kennen lernen. Denn je nach Tageskonstitution werden Sie feststellen, dass Sie mal tiefer und mal flacher atmen, dass sich das Korsett, das sich sicherlich auch um Ihre Brust gelegt hat, mal fester anfühlt und mal weicher ist, wenn es Ihnen am Tag besser ging. Dieses nach und nach immer besser geschulte Gespür für Ihren eigenen Körper wird Ihnen zukünftig in allen belastenden Situationen helfen, die richtigen Übungen auszuwählen, die Sie dann wieder in eine ausgeglichene energetische Balance führen werden.

Virtuelle Atemlenkung

Nachdem Sie Ihren Atem einmal »erfahren« haben, können Sie nun einen Schritt weiter gehen und ihn zunächst virtuell, also nur mit der Kraft Ihrer Gedanken, lenken. Mit den folgenden Übungen wird Ihnen eine noch stärkere Konzentration auf Ihre Atmung gelingen, die zu einer weiter gehenden Atemvertiefung führt.

Wer die hilfreiche Wirkung von Atemübungen einmal erfahren hat, wird aufmerksam für weitere Anregungen und neue Methoden. So stellen Sie für sich im Lauf der Jahre genau die Übungen zusammen, die Sie ansprechen und die Ihnen gut tun.

★ Übung 1: Atemwellen

Setzen Sie sich aufrecht hin. Die Wirbelsäule ist gerade, aber nicht starr. Ihre gesamte Körperhaltung ist entspannt, so dass die Energie, die Sie nun durch Ihre bewusste Atmung erzeugen, frei fließen kann. Ihre Hände liegen locker neben dem Körper, wenn möglich auf einer Armlehne.

■ **1. Atmen Sie** ruhig und gleichmäßig.
■ **2. Machen Sie** die rechte Hand zur Faust, während Sie ruhig dabei einatmen. Stellen Sie sich vor, dass warmer Atem den rechten Arm hochzieht, durch die Schulter bis in die Stirnhöhle.
■ **3. Während Sie** langsam ausatmen, drehen Sie die linke Handfläche nach oben und öffnen Sie sie, so dass im Geiste der Atem über die linke Schulter und durch den linken Arm wieder ausströmt.
■ **4. Schließen Sie** nun die linke Hand zur Faust, während Sie wieder einatmen. Stellen Sie sich vor, dass Sie nun über den linken Arm kühle Luft einatmen, die Sie wiederum über die Schulterpartie bis in die Stirn leiten. Zur Ausatmung über den rechten

Arm öffnen Sie die rechte Handfläche nach oben und folgen Ihrem Atem in Gedanken, wie er über die Hand herausfließt.

■ **5. Folgen Sie** konzentriert Ihrem virtuell fließenden Atem, wie er abwechselnd durch die mal links, mal rechts geöffnete und nach oben gedrehte Handfläche abfließt.

★ Übung 2: Goldene Energie

Gerade wenn Sie sich erschöpft und müde fühlen, wird Ihnen diese Übung neue Kraft und Energie geben.

Die Kraft und Frische, die Sie mit jedem Atemzug in Ihren Körper aufnehmen, können Sie sich bildlich vor Augen führen. Damit verstärken Sie die entspannende Wirkung auf Ihren gesamten Organismus. Stellen Sie sich vor, wie bei der nun folgenden Übung goldene Energie strahlenförmig vom Bauch aus bis in den letzten Winkel Ihres Körpers strahlt.

■ **1. Wiederum sitzen Sie** aufrecht und entspannt, Ihre Wirbelsäule fühlt sich weich und flexibel an. Stellen Sie sich vor, wie ein unsichtbarer Faden Ihren Kopf ganz sanft nach oben zieht und

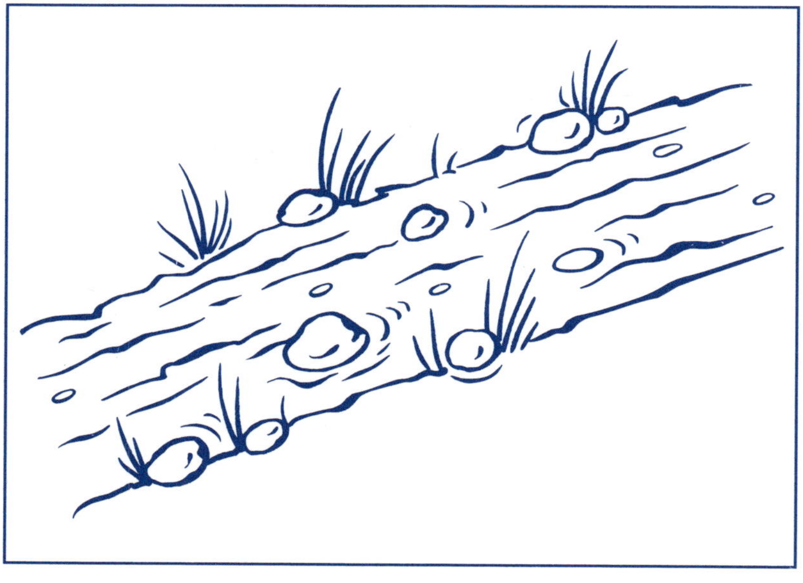

damit Ihren Rücken in eine angenehme Spannung bringt. Wenn möglich, liegen Ihre Arme bequem auf einer Armlehne. Atmen Sie ruhig und gleichmäßig.

■ **2. Konzentrieren Sie** sich auf Ihren Bauch, gehen Sie mit Ihrer ganzen Aufmerksamkeit in den Bereich des Nabels.

■ **3. Stellen Sie** sich einen goldenen, strahlenden Feuerball vor, der sich dreht und aus seiner Bewegung heraus Kraft und Energie in Ihren gesamten Körper ausstrahlt und bis in den letzten Winkel verteilt.

■ **4. Gehen Sie** gedanklich – ausgehend vom Bauch – in jedes Glied Ihres Körpers und stellen Sie sich vor, wie diese goldene Energie bei der Einatmung durch den Oberkörper strömt, in die Arme bis zu den Fingerspitzen, in die Beine bis zu den Zehen. Jedes Organ wird von dem goldenen Licht erreicht: die Organe des Bauchraumes zuerst, aber auch die Lungenflügel, die sich dank der einströmenden Luft ausdehnen und den Oberkörper weiten.

■ **5. Die Kraftströme** des goldenen Feuerballs gehen auch in den Schulter- und Nackenbereich, durch den Hals hindurch in den Kopf. Spüren Sie, wie diese kraftvolle Energie auch Ihren Kiefer erreicht? Wie sie in Ihren Unterkiefer strömt und alle dort angesammelten Spannungen auflöst? Wie die Muskulatur im Kiefergelenk durch die goldene Energie warm und weich wird?

■ **6. Genießen Sie,** wie schließlich Ihr ganzer Körper mit Licht und Energie erfüllt ist.

Achten Sie auf einen gleichmäßigen und vor allem entspannten Rhythmus. Versuchen Sie weder, Ihre Atmung zu beschleunigen noch zu verlangsamen. Lassen Sie den Atem fließen und fühlen Sie, wie sich trotz der Konzentration zunehmend Entspannung in Ihrem Körper breit macht.

★ Übung 3: Atemkreislauf

Lassen Sie Ihren Atem bei dieser Übung nun nicht von einer Seite zur anderen und auch nicht strahlenförmig von Ihrem inneren Zentrum ausgehen, sondern vielmehr in Form eines geschlossenen Kreises fließen. Hierfür visualisieren Sie einen

Energiekreislauf, der seinen Ausgangspunkt im Bauchraum auf Höhe des Nabels hat – dort, wo sich das Hauptenergiezentrum des Körpers befindet.

Schließen Sie bei Atemübungen möglichst die Augen, um Ihre Konzentration zu erhöhen. Durch gezielte Visualisierung verstärken Sie die Wirkung jeder Atemübung.

■ **1. Sie sitzen** aufrecht und entspannt, die Wirbelsäule ist gerade, aber nicht starr. Ihre Hände liegen locker neben dem Körper. Atmen Sie ruhig und gleichmäßig.

■ **2. Stellen Sie** sich bei der Einatmung vor, wie die frische und energiereiche Luft entlang Ihrer Wirbelsäule in Ihrem Körper nach oben strömt, bis zu Ihrem Scheitel.

■ **3. Oben angekommen,** beginnt die Ausatmung, und die verbrauchte Luft fließt an Ihrer Körpervorderseite entlang wieder nach unten. Dabei passiert sie auf dem Weg zum Bauch das Gesicht, den Hals und die Brust.

■ **4. Auf der Höhe** des Bauchnabels angelangt, strömt mit der erneuten Einatmung frische Luft entlang der Wirbelsäule wieder nach oben.

■ **5. Üben Sie** mehrere Minuten lang und genießen Sie die Harmonie, die von dieser gleichmäßigen gedanklichen Bewegung ausgeht.

Gerade bei leichten Verspannungen wirkt die virtuelle Atemlenkung in verblüffender Weise und lockert die Muskulatur wie von selbst.

Mit freier Nase mehr Erfolg!

Putzen Sie sich vor Beginn einer Atemübung die Nase, damit diese möglichst frei von Sekreten ist und der Atem fließen kann.

Wenn die Nase danach noch nicht ganz frei ist, ist das noch lange kein Grund, um auf Atemübungen zu verzichten. Mit ein paar kleinen Tricks können Sie verstopfte Nasengänge leicht wieder öffnen:

■ Greifen Sie mit dem Daumen von innen in das Nasenloch, durch das Sie gerade nicht ungehindert atmen können, und ziehen Sie den Nasenflügel nach außen. Sofort wird die Atmung auch durch diesen Nasengang freier fließen können.

- Tasten Sie am Hinterkopf entlang der Genickstränge bis zu einem Punkt im Nacken nahe der Schädelbasis, den Sie beim Austasten nicht verfehlen können. Die richtige Druckstelle ist leicht zu finden, da sie sich durch eine erhöhte Empfindlichkeit auszeichnet. Massieren Sie mit dem Daumen diesen Punkt und üben Sie einen sanften aber gleichwohl gezielten Druck darauf aus. Dabei wird die Nase schnell von Verstopfung befreit. Diese Übung kann sogar bei einem gerade beginnenden Schnupfen helfen.
- Klemmen Sie sich einen Taschenschirm oder einen ähnlichen »Widerstand« unter die Achsel auf der Körperseite, die dem verstopften Nasenloch gegenüber liegt. Nach einigen Sekunden werden Sie spüren, dass Ihr Atem wieder frei durch den zuvor verstopften Nasengang fließen kann.

Bei Atemwegserkrankungen wenden Sie diese Hilfsmittel bitte nicht an, sondern suchen den Arzt auf, bevor Sie mit dem Üben beginnen.

Eine gute Ergänzung – Mudras

In den Fingerspitzen befinden sich viele Nervenendungen. Durch sanftes Aneinanderdrücken können Sie weitere Energiekreise schließen und so zusätzlich die entspannende und ausgleichende Wirkung der Atemübungen intensivieren.

Ideal sind zwei spezielle Fingerhaltungen aus der Yoga-Lehre, so genannte Mudras.

- In beiden Fällen berühren Sie mit dem vorderen Teil des Daumens den Nagel des Zeigefingers, so dass diese Fingerhaltung eine Art Kreis bildet. Legen Sie die Hände nun entweder mit der Handfläche nach unten (Gyana Mudra) oder nach oben (Chin Mudra) auf die Oberschenkel oder auf die Armlehne.

Klassische Atemübungen

Atemübungen, die ein geschultes Fachwissen erfordern und für Therapiezwecke geeignet sind, werden in diesem Buch bewusst nicht vorgestellt, da diese ausschließlich Ärzten und Atemtherapeuten vorbehalten sind.

Die folgenden Übungen stammen aus verschiedenen Atemschulrichtungen, insbesondere dem Yoga (Pranayama). Sie sind geeignet, die Atmung so zu steuern, dass ein heilender Einfluss auf körperliche und auf seelische Vorgänge möglich ist.

Dabei wurden gezielt diejenigen Atemtechniken ausgewählt, die Sie als Selbsthilfe- und Vorbeugemaßnahme nutzen können.

Vollständig atmen

Wer würde von sich behaupten wollen, dass er »unvollständig« atmet? Es sollte doch klar sein, dass keiner von uns nur »zum Teil« atmet oder nur »halb« – oder womöglich lediglich »ein bisschen«?

Was sich einfach und wie selbstverständlich anhört, ist in der alltäglichen Praxis aber leider nur noch selten zu finden. Und selbst wenn wir glauben, tief durchzuatmen, findet in Wirklichkeit oftmals nur eine vergleichsweise kümmerliche Beatmung des Brustraumes statt.

Allzu oft ist dem modernen, zivilisierten Menschen das Gefühl für seine ursprüngliche Atmung unter Einbeziehung des Bauchraumes verloren gegangen.

Dies ist die Folge einer sehr flachen und dadurch nicht »vollständigen« Kurzatmung, die unseren Körper bei weitem nicht mit der Energie versorgt, die er zur Bewältigung der täglichen Herausforderungen benötigt. Das bewusste Wiedererlernen der Zwerchfellatmung im Alltag, die wir übrigens im Schlaf automatisch praktizieren, ist der erste Schritt, um von der nervösen Kurzatmung wegzukommen und den Atem wieder spürbar zu vertiefen. Sie ist die Voraussetzung für eine spannungsfreie Atmung, die im Idealfall in die »Vollständige Yoga-Atmung« (siehe Seite 47) mündet, bei der der Körper in optimaler Weise wieder Energie gewinnen, sich »aufladen« und gleichzeitig entspannen kann.

★ Übung 4: Zwerchfellatmung (»Bauchatmung«)

Die Zwerchfellatmung ist die »normale« Atmung im Zustand körperlicher und geistiger Ruhe. Durch die Anspannung des Zwerchfells beim Einatmen flacht dieser Muskel ab, gibt der Lunge Möglichkeit, sich nach unten auszudehnen, und sorgt so für eine optimale Belüftung des unteren Teils der Lunge. Die Zwerchfellatmung besitzt eine in hohem Maße beruhigende und entspannende Wirkung, da durch die ruhige und gleichzeitig rhythmische Auf- und Abwärtsbewegung des Zwerchfellmuskels sozusagen eine innere Massage stattfindet. Wenn wir im Alltag angespannt und nervös sind, hilft sie uns, den Kontakt zu unserer Mitte wieder zu finden.

Bei der Zwerchfellatmung werden die großen unteren Teile der Lunge beatmet. Diese Atmung erfasst rund 80% des Atemvolumens und versorgt den Organismus damit nahezu perfekt mit Sauerstoff.

Darüber hinaus erleichtert die Zwerchfellatmung auch die Tätigkeit des Herzens und des Blutkreislaufs. Dies lässt sich dadurch erklären, dass das Herz mit einem breiten Streifen seiner rechten Herzkammer und mit einem Teil seiner linken Kammer auf dem Zwerchfell ruht. Infolgedessen macht gerade die rechte Herzhälfte, und hier insbesondere ihr vorgeschalteter venöser Abschnitt des großen Kreislaufs, alle Bewegungen des Zwerchfells mit.

Erst wenn im Liegen die Sinne geschärft sind für die Zwerchfellatmung und den Unterschied zur Brustatmung, kann die Übung ebenso gut im Sitzen und sogar im Stehen praktiziert werden.

Wenn nun das Zwerchfell beim Einatmen nach unten geht, bewegt sich auch das Herz und nutzt den frei werdenden Raum: Es wird größer und länger. Dadurch kann es mehr Blut aus den Venen aufnehmen. Beim Ausatmen wird das Herz schließlich wieder durch die Wölbung des Zwerchfells nach oben in den Brustkorb hochgedrückt.

Um ein Gefühl für die Zwerchfellatmung zu bekommen, empfiehlt es sich, zunächst im Liegen mit der Übung zu beginnen und bewusst die verschiedenen Atemräume im Körper und den Unterschied zwischen Zwerchfellatmung und der im Alltag fast schon üblichen Brustatmung zu erspüren.

Brustatmung

Im Ruhezustand ist die Zwerchfellatmung für die Versorgung des Organismus mit frischem Sauerstoff völlig ausreichend. Erst bei körperlicher Anstrengung sorgen die Zwischenrippenmuskeln zusätzlich dafür, das Volumen des Brustkorbs zu vergrößern. Die Lunge kann sich nun noch weiter ausdehnen; auch der mittlere Lungenflügel nimmt folglich vermehrt Sauerstoff auf.

□ Wird die typischerweise durch Stress ausgelöste »Brustatmung« jedoch nahezu ausschließlich praktiziert, kommt es zwangsläufig zu einer Unterversorgung des Organismus mit Sauerstoff, da nur ein Bruchteil des Lungenvolumens genutzt wird.

□ Ein untrügliches Zeichen für stressbedingte Brustatmung ist es, wenn wir mehr als 15 Atemzüge pro Minute machen.

Der Großteil der »zivilisierten« Menschen zieht beim Einatmen den Bauch ein und hebt die Schultern, beim Ausatmen wird der Bauch herausgedrückt. Beim entspannten Atmen bewegt sich der Körper dagegen genau umgekehrt.

■ **1. Legen Sie** sich flach hin, beispielsweise auf den Boden oder ins Bett. Achten Sie darauf, dass Sie bequem liegen, dass die Wirbelsäule entspannt ist und insbesondere der Hals nicht überstreckt ist; der Kopf sollte flach aufliegen.

■ **2. Legen Sie** nun beide Hände auf den Bauch, die Fingerspitzen können sich am Bauchnabel berühren oder überlappen; wenn Sie möchten, falten Sie die Hände oder legen Sie sie nebeneinander, so wie Sie sich dabei wohl fühlen. Lenken Sie nun Ihre gesamte Konzentration in den Bauchraum.

■ **3. Zum Erlernen** der Zwerchfellatmung richten Sie die Aufmerksamkeit zunächst auf die Ausatmung. Diese entkrampft und lockert unseren Organismus, sie ist die Phase im Atemprozess, in der wir uns von Verspannungen und seelischem Druck am besten befreien können.

■ **4. Sind die Lungenflügel** gut geleert, schließt sich eine kurze Atempause an. Streng genommen handelt es sich hierbei nicht um eine Pause, sondern lediglich um ein kaum wahrnehmbares Ausklingen der Ausatmung. In dieser Phase haben wir Gelegenheit, zur Ruhe zu kommen, uns nach der anstrengenden Einatmung zu entspannen und gleichsam neue Energien zu beziehen.

■ **5. Daraufhin folgt** die Einatmung. Dabei fließt der Atem auf leichte, entspannte und natürliche Weise in uns hinein. Gelingt es uns, beim Einatmen wirklich loszulassen, wird der Atem automatisch ohne jede Anstrengung in den Bauch hineinströmen und die Bauchdecke wird sich dadurch unter unseren Händen nach oben wölben. Die nächste Ausatmung schließt sich fließend an.

Wenn Sie anfangs kaum eine Bewegung im Bauchraum spüren, haben auch Sie sich einen Schutzpanzer gegen Stress um Ihre Brust zugelegt. Aber mit etwas Übung werden Sie zurück zur natürlichen Atmung finden.

★ Übung 5: Entspannung tanken

Die wohltuende Wirkung der Zwerchfellatmung lässt sich auf einfache Weise steigern, indem Sie eine Verbindung zwischen Ihrer Atmung und Ihrer Vorstellungskraft herstellen.

■ **1. Stellen Sie sich** beim Einatmen vor, wie Sie all das in Ihren Körper aufnehmen, was Sie sich wünschen und ersehnen, beispielsweise Ruhe, Ausgeglichenheit und Entspannung.

■ **2. Umgekehrt visualisieren Sie** beim Ausatmen, wie Sie all das abgeben, was Sie behindert und blockiert. Das können körperliche Spannungen oder Gefühle wie Ärger, Unzufriedenheit oder Bedrücktheit sein.

Die Zwerchfellatmung ist ein hilfreiches und überall verfügbares Mittel, um Nervosität oder andere negative Gefühle gar nicht erst zum Ausbruch kommen zu lassen und sich von Spannungszuständen zu befreien.

★ Übung 6: Vollständige Yoga-Atmung

Nun soll nicht der Eindruck erweckt werden, die beim »modernen« Menschen übliche Brustatmung sei an sich »schlecht« oder gänzlich unerwünscht. Sie darf nur nicht alleine für die Versor-

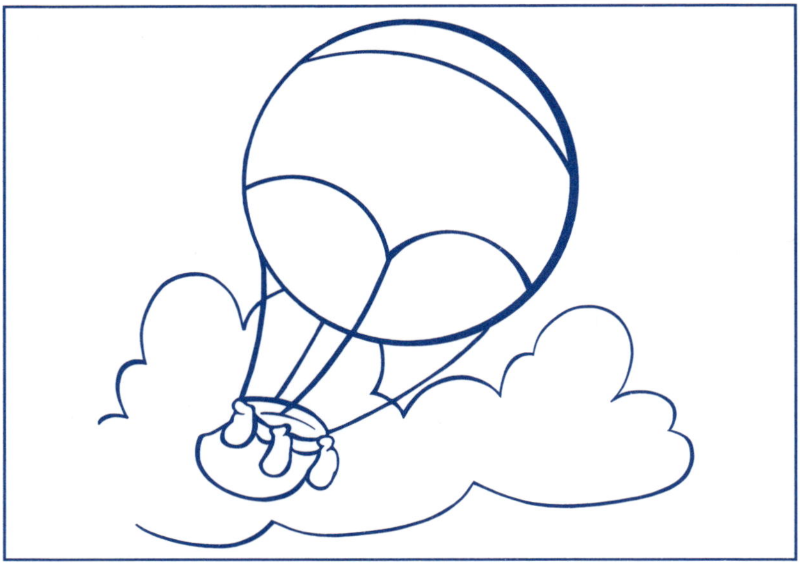

gung des Organismus mit frischem Sauerstoff und Energie herangezogen werden.

Lassen Sie sich Zeit, um diese wirkungsvolle Übung von Grund auf zu lernen und zu verinnerlichen.

Als Ergänzung zur Zwerchfellatmung ist die Brustatmung Teil der so genannten Vollständigen Yoga-Atmung, mit der Sie nun eine perfekte Atemübung erlernen, die Ihnen gerade in Stresssituationen und bei Ärger hilft, die Nerven zu beruhigen.

■ **1. Begeben Sie sich** in eine entspannte Haltung (siehe Seite 37). Spüren Sie in Ihren Körper hinein, nehmen Sie vorhandene Verspannungen zur Kenntnis, ohne diese zu bewerten – der vergangene Tag hat seine Spuren in Ihrem Körper hinterlassen, dies war unvermeidbar. Nun aber sorgen Sie für ein entspannendes Gegengewicht und gleichen wieder aus, was aus der Balance geraten ist.

■ **2. Atmen Sie zunächst einmal** mehrere Male langsam und tief – aber gleichzeitig entspannt und unverkrampft – aus und wieder ein und kommen Sie damit zur Ruhe.

■ **3. Atmen Sie** nun bewusst ganz tief aus. Stellen Sie sich dabei vor, wie die Luft aus Ihren obersten Lungenspitzen auf der Höhe des Schlüsselbeins zuerst nach unten entweicht. Folgen Sie dann in der Vorstellung der Luft, wie sie Ihre beiden Lungenflügel von oben nach unten immer weiter verlässt.

Als Nächstes leeren Sie also die mittleren Lungenflügel. Ihr Brustkorb senkt sich dabei wieder ab. Schließlich entweicht die Luft auch aus den unteren Lungenflügeln. Dabei wölbt sich das Zwerchfell wieder nach oben hin zur Brust und drückt von unten gegen die Lunge. Die Bauchdecke senkt sich gleichzeitig von alleine ab und wird flacher.

Abends im Bett ausgeführt, hilft die Vollständige Yoga-Atmung, Ihren Körper zur Ruhe zu bringen.

Spüren Sie, wie die Lunge nach und nach in sich zusammensinkt? Der Körper bewahrt dabei jedoch unverändert seine aufrechte Haltung. Um der Luftbewegung in Ihrem Körper besser nachzuspüren, können Sie die rechte Hand auf Ihre Brust und die linke Hand auf Ihren Bauch in der Nähe des Bauchnabels legen.

■ **4. Daraufhin folgt** eine tiefe Einatmung, wobei die Luft in umgekehrter Richtung nun von unten nach oben in Ihren Körper strömt. Versuchen Sie dabei, so lautlos zu atmen wie möglich. Die Atmung soll völlig entspannt und ruhig fließen, ohne jede Anstrengung und ohne bewussten Einsatz der Muskulatur.

■ **5. Beginnen Sie** also mit der Zwerchfellatmung, mit der Sie die unteren Lungenflügel beatmen. Spüren Sie, wie sich beim Einatmen zunächst die Bauchdecke hebt. Der Bauch darf dabei nicht angespannt sein. Versuchen Sie auch nicht, die Bewegung des Bauches zu forcieren. Bei korrekter Ausführung der Zwerchfellatmung hebt sich die Bauchdecke ganz von alleine.

■ **6. Mit der daran** anschließenden Brustatmung füllen Sie die mittleren Lungenflügel mit frischer Luft. Dabei dehnt sich nun der Brustkorb langsam aus. Die Rippen bewegen sich nach außen und nach oben – die rechte Hand, die auf der Brust liegt, macht diese Bewegung entsprechend mit.

■ **7. Wenn Sie** den Eindruck haben, dass die Lungenflügel von unten nach oben gut mit Luft gefüllt sind, atmen Sie noch ein kleines bisschen mehr ein. Damit füllen Sie auch noch die obersten Lungenspitzen auf Höhe des Halses mit Luft (Schulteratmung, siehe Kasten). Die Schultern und Schlüsselbeine bewegen sich dabei ein wenig mit. Achten Sie aber darauf, dass der gesamte Körper nach wie vor vollkommen entspannt ist!

Mit dieser »Vollständigen Einatmung« haben Sie Ihre Lunge nun maximal mit frischer Luft gefüllt. Spüren Sie die wohltuende Wirkung dieser Ausdehnung?

SCHULTERATMUNG

Wenn der Atem in Angst- oder extremen Stresssituationen zu stocken beginnt, setzt die Schulteratmung ein. Wie der Name schon sagt, ziehen sich dabei die Schultern hoch, wodurch der Brustraum jedoch ebenso eingeschränkt wird wie die Ausdehnungsmöglichkeiten der Lunge.

□ Die Schulteratmung allein ist mit Abstand die schlechteste und ineffizienteste Form der Atmung, da bei ihr viel Energie verbraucht, aber nur wenig Luft bewegt wird.

□ Obendrein sind muskuläre Verspannungen insbesondere im Schulterbereich ihre logische Konsequenz und verhindern an sich bereits jegliche Möglichkeit, entspannt zu atmen.

Achten Sie darauf, dass die gesamte Wellenbewegung von Ein- und Ausatmung harmonisch, fließend und völlig entspannt verläuft.

■ Wenn Ihnen das anfangs nicht so recht gelingt, machen Sie sich keine Sorgen: Mit zunehmender Übung wird es Ihrem Körper, der diese Form der natürlichen Atmung verlernt hat, nach und nach immer leichter gelingen, wieder »richtig« zu atmen.

- Üben Sie zunächst nur einige wenige Runden der »Vollständigen Yoga-Atmung« und steigern Sie sich langsam. Wichtig ist nicht die Geschwindigkeit, mit der Sie diese Atemtechnik erlernen, sondern dass Sie sich beim Üben wohl fühlen und kontinuierlich daran arbeiten.
- Üben Sie schließlich 10 Minuten täglich, und Ihr Körper wird es Ihnen danken.

Den Atem zur Ruhe bringen

Egal, ob Sie gerade in einem Gebäude vier Etagen die Treppe hinaufgelaufen und entsprechend »außer Puste« sind, oder ob Sie vor einer wichtigen Präsentation, einer Rede vor großem Publikum oder einer Prüfung in hektische Kurzatmung verfallen: die folgenden Atemübungen – so einfach wie wirkungsvoll – werden Ihren Geist, Ihre Atmung und Ihr Herz in kürzester Zeit beruhigen.

★ Übung 7: »Die zwanzig Atemzüge«

- **1. Atmen Sie** viermal in gleichmäßigem und ruhigem Rhythmus ein und wieder aus. Daran anschließend atmen Sie einmal ganz lang und tief ein und ebenso lang und tief wieder aus.
- **2. Wiederholen Sie** diesen Atemrhythmus viermal hintereinander, so dass Sie insgesamt auf exakt 20 Atemzüge kommen.

Diese Übungen können Sie immer wieder tagsüber in Ihren Alltag einschieben, wenn Sie sich angestrengt fühlen, vom konzentrierten Arbeiten müde sind oder einfach nur einmal neue Energie aufladen wollen.

★ Übung 8: »1:2-Atmung«

- **1. Atmen Sie** einfach eine Zeiteinheit ein und doppelt so lange aus. Zählen Sie dabei mit und konzentrieren Sie sich auf diesen speziellen Atemrhythmus.
- **2. Nach der Ausatmung** halten Sie kurz inne, ohne wirklich die Luft anzuhalten, und atmen dann im 1:2-Rhythmus weiter.

Üben Sie etwa 1 bis 2 Minuten, dann ist bereits Ruhe in Ihren Körper eingekehrt, und Sie können sich mit beruhigtem und entspanntem Atem wieder Ihren Aufgaben zuwenden.

Bereits die Konzentration auf den Atem, das Mitzählen einer vorgegebenen Anzahl von Atemzügen und nicht zuletzt der jeweils spezielle, bewusst gesteuerte Atemrhythmus sorgen für eine ausgleichende und harmonisierende Wirkung in Ihrem Körper. Gleichzeitig wirken die beschriebenen Übungen aber auch belebend und energetisierend.

★ Übung 9: Siegreicher Atem »Ujjayi«

Der »Siegreiche Atem« hat seinen Namen daher, dass man ihm zuschreibt, von Fesseln zu befreien. Im Liegen wie im Sitzen oder Stehen, ja sogar beim Gehen ist er gleichermaßen praktizierbar und damit wiederum immer und überall verfügbar.

Sein Geheimnis besteht darin, dass Ein- und Ausatmung bei sanft zusammengezogenen Stimmritzen ein leichtes Schnarchgeräusch produzieren, das man selbst natürlich hört, für andere aber praktisch nicht wahrnehmbar ist.

Wie bei allen Atemübungen ist auch hier die Leichtigkeit der Ausführung von entscheidender Bedeutung für ihre heilsame und entspannende Wirkung.

- Konzentrieren Sie sich auf den hinteren Teil der Zunge, den Sie leicht nach oben gegen den Gaumen anheben. Dadurch wird der Rachen enger.
- Wie bei einem leichten Schnarchen atmen Sie auf diese Weise gegen einen Widerstand im Kehlbereich.
- Das hierbei erzeugte Geräusch leitet die Gedanken gezielt zum Atem hin, wodurch sich Geist und Nerven beruhigen.

Im Liegen ausgeübt, hilft der »Siegreiche Atem« bei Einschlafstörungen; ansonsten bringt er dem Organismus neue Kraft und Energie und macht den Geist wieder wach. Darüber hinaus wirkt diese Atemübung sogar positiv auf das Blut und den Wärmehaushalt des Körpers.

Problemlos können Sie diese Übung auf 10 bis 20 Minuten ausdehnen. Achten Sie jedoch darauf, dass Ihr Gesicht – und hier wiederum insbesondere der Kiefer – entspannt ist. Auch der Widerstand in der Kehle darf nicht zu stark forciert werden.

★ Übung 10: Biene »Bramari«

Die »Biene« ist eine hervorragende Übung, um extreme geistig-mentale Anspannungen und Stress jeglicher Art im Körper aufzulösen. Gerade die erzeugten Klangschwingungen wirken beruhigend auf den gesamten Organismus. Darüber hinaus dient diese Übung der Vorbeugung gegen Kopfschmerzen. Wegen der Erzeugung des Summtons ist diese Übung gerade auch Tinnitus-Patienten zur Entspannung empfohlen.

Durch die gleichzeitige Konzentration auf die Atmung und die selbst produzierten Geräusche wird die Aufmerksamkeit nach innen gelenkt. Der aufgewühlte Geist kommt zur Ruhe.

Üben Sie die »Biene« ausschließlich im Sitzen und nehmen Sie wie bei allen vorgestellten Übungen eine entspannte Körperhaltung ein. Achten Sie auf eine aufrechte Wirbelsäule und insbesondere auf einen entspannten Hals-/Nacken-/Schulter-Bereich.

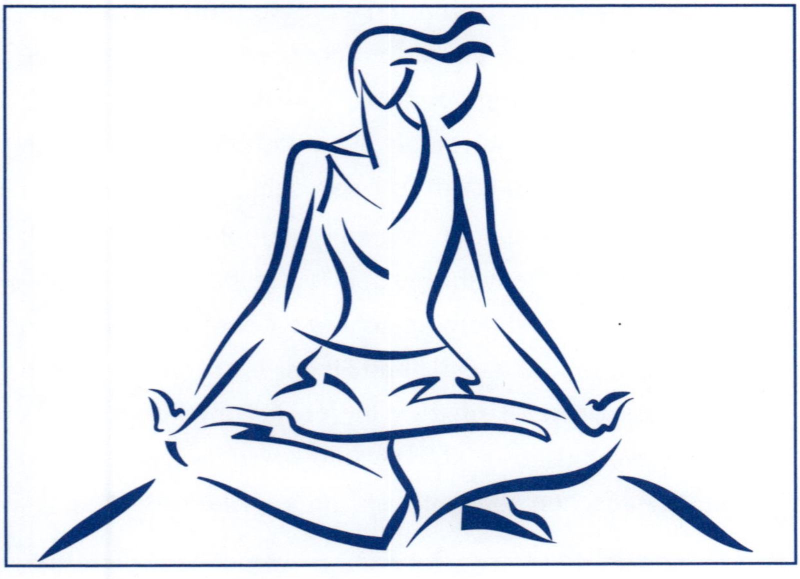

Damit das Summen ungehindert schwingen und besser gehört und gespürt werden kann, achten Sie bitte darauf, dass Sie die Zähne nicht zusammenbeißen und die gesamte Kiefermuskulatur möglichst entspannt ist.

■ **1. Atmen Sie** zunächst einige Male ruhig und entspannt mit geschlossenen Augen ein und aus, ohne in den momentanen Rhythmus einzugreifen. Kommen Sie gedanklich dort an, wo Sie gerade sind, kommen Sie zur Ruhe.

■ **2. Atmen Sie** tief und vollständig durch die Nase ein.

■ **3. Die anschließende Ausatmung** begleiten Sie mit einem sanften, leisen Summton, wie eine Biene: Die Lippen sind dabei geschlossen. Wie bei der Vollständigen Yoga-Atmung (siehe Seite 47 ff.) leeren Sie die Lunge dabei wieder ausgehend von den oberen Lungenspitzen über die mittleren Lungenflügel bis hin zu den unteren Lungenflügeln. Während der gesamten Ausatmung hält der Bienen-Summton an.

■ **4. Danach atmen Sie** wiederum vollständig ein und beginnen die Übung erneut in einem gleichmäßigen Rhythmus.

Bei angehobenen Händen sollten Sie darauf achten, dass Sie in den Schultern nicht verkrampfen. Entscheiden Sie daher einfach, welche Form der Übung Ihnen bequemer ist.

Varianten der Übung 10

☐ Variante 1: Atmen Sie wie beim »Siegreichen Atem« zusätzlich durch sanft zusammengepresste Stimmritzen ein. Dabei produzieren Sie ein leises Schnarchgeräusch, das die entspannende Wirkung verstärkt. Sowohl der beim Ausatmen produzierte Summton als auch das Schnarchgeräusch beim Einatmen sollen kaum zu hören sein.

☐ Variante 2: Sie können die Wirkung der »Biene« zusätzlich verstärken, indem Sie während der Übung Ihre Ohren entweder mit den Mittelfingern verschließen oder aber mit den Daumen, während die restlichen Finger leicht an der linken und rechten Kopfseite ruhen. In dieser Haltung hören Sie das Summen zwangsläufig stärker und werden weniger von Umweltgeräuschen abgelenkt als mit geöffneten Ohren.

ÜBUNG 11: KÜHLENDER ATEM »SITALI«

Mit dem »Kühlenden Atem« haben Sie eine weitere Übung zur Verfügung, die Ihnen in Stresssituationen hilft, sich abzuregen und im wahrsten Sinne Ihren »hitzigen Kopf« abzukühlen. Da der Name dieser Übung tatsächlich Programm ist, sollten Sie lediglich wenige Runden üben, um Ihre Körpertemperatur nicht zu stark abzusenken, da die produzierte Kälte nur schwer wieder aus dem Körper herauskommt.

Führen Sie diese Übungen nie länger als maximal 1-2 Minuten lang aus, sonst kühlt Ihr Organismus zu stark ab.

Auch Menschen mit niedrigem Blutdruck, mit Krankheiten der Atemwege, insbesondere Bronchitis, sollten diese Übung aus ihrem Entspannungsprogramm streichen. Im Winter oder wenn man sowieso schon friert, ist vom »Kühlenden Atem« ebenfalls abzuraten.

■ Versuchen Sie einmal, Ihre Zunge zu einer Röhre zu formen, also die beiden Zungenseiten so nach oben zu wölben, dass sie die Zähne des Oberkiefers berühren.

Gelingt Ihnen das nicht, gehören Sie zu den rund 30% der Menschen, die diese Zungenhaltung aus genetischen Gründen einfach nicht ausüben können. Dies ist nicht weiter schlimm, denn als gleichwertige Alternative können Sie bei breit geöffnetem Mund die Zunge einfach nach oben und innen einrollen. Die Zungenspitze drückt dabei mit der Unterseite gegen die oberen Schneidezähne, und die Röhre der Zunge befindet sich eben nicht längs, sondern quer im Mund.

■ Der »Kühlende Atem« besteht nun darin, durch die Röhrenzunge – egal ob sie nun längs oder quer »aufgerollt« ist – tief und vollständig einzuatmen.

■ Bei der Ausatmung schließen Sie wieder den Mund und atmen langsam und vollständig durch die Nase aus.

Es versteht sich von selbst, dass diese Übung möglichst in der Natur oder zumindest einigermaßen »sauberer« Umgebungsluft ausgeführt werden sollte. Da die Luft ungefiltert durch den Mund in den Körper eingezogen wird, sollte die Schadstoffbelastung möglichst gering sein.

Die feinstofflichen Energieströme beim Atmen

Ein interessanter Aspekt ist es, beim Atmen die feinstoffliche Energie gezielt nach dem indischen Modell der Nadis (Energiekanäle) anzuregen.

Sympathikus und Parasympathikus als die beiden Aspekte des autonomen Nervensystems haben wir bereits kennen gelernt (siehe Seite 17). Auf »feinstofflicher« Ebene, d. h. anatomisch nicht nachweisbar, aber in allen großen Gesundheitslehren mit unterschiedlichen Begrifflichkeiten vorhanden, entsprechen Sympathikus und Parasympathikus Energiekanälen, die den ganzen Körper wie ein dichtes Netz durchziehen.

Ida, Pingala und Sushumna heißen in der indischen Yoga-Lehre die drei wichtigsten dieser Energiekanäle (Nadis).

- Sushumna zieht sich von unten nach oben durch das Innere der Wirbelsäule, Ida beginnt an gleicher Stelle auf der linken Seite, Pingala rechts.
- Ida und Pingala ziehen parallel zur Wirbelsäule nach oben, jedoch kreuzen sie einander in den Haupt-Energiezentren, den so genannten Chakras, so z. B. auf Höhe des Bauchnabels, am Solarplexus.
- Ida endet am linken Nasenloch, Pingala am rechten.

In alten Texten ist nachzulesen, dass beim Atmen durch das linke Nasenloch die rechte Gehirnhälfte, also intuitives, emotionales Denken, beim Atmen durch das rechte Nasenloch dagegen die linke Gehirnhälfte, also lineares, logisches Denken gefördert wird. Fließt ein größerer Atemstrom durch das rechte Nasenloch, steht mehr Energie für körperliche Arbeit zur Verfügung, der Körper erzeugt mehr Hitze (wärmende Sonnenenergie). Ist das linke Nasenloch freier, ist die mentale Energie vorherrschend und jede Art geistiger Arbeit kann leichter angegangen werden (kühlende Mondenergie).

Die Beachtung dieses Wechsels ist im Yoga von grundlegender Bedeutung. Denn durch unterschiedliche Aktivierung der beiden energetischen Leitbahnen kann ein Ausgleich zwischen den Fähigkeiten der linken und rechten Gehirnhälfte herbeigeführt werden. Durch die Harmonisierung von Ida und Pingala wird ein Gleichgewicht im Körper erreicht. Sobald beide Nasengänge gleichermaßen frei sind und die Luft ohne Unterschied durch das linke und rechte Nasenloch fließen kann, ist dies ein Zeichen dafür, dass die feinstofflichen Kräfte ungestört durch Sushumna fließen und sich der Körper folglich energetisch in perfekter Harmonie befindet.

Hat man kalte Hände oder Füße, so ist dies ein Zeichen für überschüssige Mondenergie im Körper und eine stärker aktive linke Körperseite. Atmet man dann nur durch das rechte Nasenloch ein und aus, kann man den Körper auf diese Weise anwärmen. Umgekehrt lässt sich z. B. im Hochsommer ein erhitzter Körper durch gezielte Atmung durch das linke Nasenloch abkühlen.

★ Übung 12: Wechselatmung »Nadi shodana«

Ende des 20. Jahrhunderts konnte wissenschaftlich belegt werden, dass die Schleimhaut eines jeden Nasenlochs einen rhythmischen Schwellungszyklus von etwa zwei Stunden hat. Dabei ist für eine Stunde das rechte Nasenloch relativ offen, während das linke etwas enger ist. In der zweiten Stunde ist es genau umgekehrt. Übertragen auf den »feinstofflichen« Bereich heißt das, dass Ida und Pingala, die beiden Energiekanäle der Yoga-Lehre, in eben diesem Rhythmus abwechselnd mehr oder weniger aktiv sind. Aufgrund dieser Erkenntnis wurde eine inzwischen klassische Atemübung entwickelt, die »Wechselatmung«.

■ **1. Bevor Sie** mit der Wechselatmung beginnen, überprüfen Sie noch einmal Ihre Haltung. Achten Sie auf eine aufrechte Kopf-

Nur in einem entspannten und beweglichen Körper kann Energie ungehindert fließen.

und Wirbelsäulenhaltung. Ziehen Sie dabei Ihre Schulterblätter sanft zusammen, halten Sie Ihr Brustbein gerade. Idealerweise setzen Sie sich auf den vorderen Rand eines Stuhles und lehnen sich nicht an. Durch die aufrechte Körperhaltung ermöglichen Sie auch einen ungestörten Energiefluss in der Wirbelsäule, bei dem keine Energie in die Stuhllehne abgeleitet wird. Atmen Sie in einem ruhigen Rhythmus, der Ihnen angenehm ist.

■ **2. Knicken Sie** Zeige- und Mittelfinger der rechten Hand nach innen und halten Sie den Daumen an das rechte Nasenloch, den Ringfinger an das linke.

■ **3. Atmen Sie** ein paar Mal ruhig ein und aus.

■ **4. Im Anschluss** an eine tiefe und vollständige Ausatmung verschließen Sie nun das rechte Nasenloch mit dem Daumen der rechten Hand. Atmen Sie tief und ruhig durch das linke Nasenloch ein.

■ **5. Lösen Sie** den Daumen vom rechten Nasenloch, legen Sie gleichzeitig den Ringfinger der rechten Hand auf das linke Nasenloch und atmen durch das rechte aus.

Sitzen Sie dabei locker und entspannt, verkrampfen Sie nicht und strengen Sie sich nicht an.

■ **6. Bleiben Sie** mit dem Ringfinger auf dem linken Nasenloch, und atmen Sie durch das rechte ein. Noch einmal verschließen Sie das rechte Nasenloch, öffnen das linke und atmen dann auf der linken Seite wieder aus.

Dies ist eine Runde der Wechselatmung; der gesamte Ablauf beginnt sodann wieder von vorne.

Die Wechselatmung stammt aus der indischen Yoga-Lehre, der dieser Rhythmus von alters her bekannt war. Sie stellt ein wirkungsvolles Hilfsmittel zur Öffnung und Reinigung der Nase und damit zur Stimulierung der Atmung insgesamt dar. Sie bewirkt ein gleichmäßiges Strömen der Luft durch beide Nasenlöcher und fördert innere Ruhe und Ausgeglichenheit.

Durch die wechselseitige Nasenatmung wird das Zentralnervensystem gestärkt und die Sauerstoffzufuhr erheblich erhöht. Ihr inneres Gleichgewicht richtet sich wieder neu aus. Die inneren Nervenkanäle werden aktiviert und übertragen ihre Kraft und Harmonie auf den gesamten Organismus.

Diese Übung darf bei akuter Erkältung und Rhinitis sowie bei allen Entzündungen und Reizungen der Atemwege nicht durchgeführt werden. Konsultieren Sie bei Verwachsungen in den Nasengängen (Polypen) und insbesondere bei Asthma in jedem Fall zuvor Ihren Arzt.

Tipps zum Üben der Wechselatmung

Üben Sie in einem ruhigen und sanften Rhythmus, denn nur so wird es Ihnen gelingen, sich auf das Wesentliche, nämlich Ihre Atmung, zu konzentrieren. Steigern Sie die Anzahl der Runden nach und nach, auf bis zu 20 Minuten. Atmen Sie ganz natürlich und mit geschlossenen Augen. Konzentrieren Sie sich nur auf Ihren Atem. Versuchen Sie dabei nicht, bewusst schneller oder länger zu atmen. Lassen Sie den Atem einfach fließen. Atmen Sie ohne Atemgeräusch und ohne jede Anstrengung.

Spüren Sie, durch welches Nasenloch die Atemluft anfangs leichter geht. Am Ende der Übung werden Sie feststellen, ob sich diesbezüglich Veränderungen ergeben haben, ob die Luft womöglich durch beide Nasenlöcher gleichermaßen gut fließt.

Atemübungen für Gesicht und Schulter-Nacken-Bereich

Die bisherigen Atemübungen hatten eine allgemeine Entspannung des Organismus zum Ziel. Die folgenden Übungen zielen zusätzlich auf eine gezielte Entspannung des Gesichtes sowie des Schulter- und Nackenbereiches ab und wirken damit speziell auf diejenigen Muskeln, die im Zusammenhang mit Verspannungen des Mund- und Kieferbereiches stehen.

Übungen, die den Kopf- und Nackenbereich beeinflussen, sind deshalb von Interesse, da diese Muskulatur bei den meisten Menschen chronisch verkrampft ist. Erst wenn diese Muskeln wieder weich und locker sind, kann der Kiefer entspannen.

★ Übung 13: Kopf in den Nacken und an die Brust

Setzen Sie sich aufrecht und entspannt hin, ohne den Rücken anzulehnen. Ihre Schultern sind locker, die Schulterblätter leicht nach hinten gedehnt, so dass Ihr Brustbein aufrecht nach vorne strebt.

■ **1. Atmen Sie** tief und gleichmäßig ein und beugen Sie Ihren Kopf dabei langsam in den Nacken. Beim Ausatmen führen Sie den Kopf wieder nach vorn, bis das Kinn sanft die Brust berührt.

Je gerader Sie sitzen, umso freier kann die Energie durch Ihre Wirbelsäule fließen.

■ **2. Gehen Sie** dabei nur so weit nach vorne bzw. nach hinten, wie es sich für Sie angenehm anfühlt. Beim leisesten Schmerzgefühl dürfen Sie die Bewegung keinesfalls weiterführen. Stattdessen geben Sie leicht nach und halten kurz in der Position inne, in der Sie sich noch wohl fühlen.

Hinweis: Bei akuten Schmerzen im Bereich der Halswirbelsäule und des Nackens und dort angesiedelten degenerativen Problemen sowie bei Schleudertrauma dürfen diese und die folgenden Übungen nicht ohne vorherige Rücksprache mit dem Arzt praktiziert werden.

Halten Sie sofort inne, falls Sie bei der Dehnung Schmerzen bekommen, und gehen Sie mit der Bewegung zurück. Üben Sie stets sehr behutsam und vorsichtig, vermeiden Sie ruckartige Bewegungen.

★ Übung 14: Gesicht an- und entspannen

Mentale Anspannung und Stress manifestieren sich nicht zuletzt auch in verkrampften Gesichtszügen. Ein verkniffener Mund, Runzeln auf der Stirn oder zusammengekniffene Augenlider müssen erst einmal gelöst werden, wenn Ihr Gesicht wieder eine entspannte Ausstrahlung annehmen soll. Um dies zu erreichen, bedarf es zunächst einer verstärkten Anspannung der gesamten Gesichtsmuskulatur.

■ **1. Versuchen Sie** einen bösen, mürrischen Gesichtsausdruck zu erzeugen, indem Sie Ihre Stirn deutlich in Falten legen. Halten Sie diese betonte Anspannung mindestens fünf Sekunden lang. Atmen Sie dabei ein und lassen Sie mit dem Ausatmen die Spannung abrupt los.

■ **2. Reißen Sie** Ihre Augen beim Einatmen weit auf, und schließen Sie sie sanft mit dem Ausatmen.

■ **3. Stellen Sie** sich vor, dass Sie gerade in eine überaus saure Zitrone gebissen haben. Alles in Ihrem Gesicht zieht sich zusammen. Ihr Mund wird spitz, die Augen kneifen Sie fest zusammen, die Haut um die Nase herum zieht sich in tiefe Falten. Wiederum halten Sie diese Anspannung mindestens fünf Sekunden – entspannen Sie Ihr Gesicht danach plötzlich und spüren Sie nach.

Atemmeditation

In jedem Augenblick, in dem Sie – bei welcher Übung auch immer – die Aufmerksamkeit auf Ihren Atem lenken, praktizieren Sie im Grunde genommen eine Form der Atemmeditation. Meditation insofern, als Sie alle Ihre Sinne auf die Atmung konzentrieren, die Außenwelt für eine gewisse Zeit vergessen und ganz bei sich sind. Meditation auch, weil Sie die unzähligen Gedanken und Eindrücke, die im Alltag permanent auf Sie einströmen und in ihrer unbezwingbaren Flut für Verspannungen vor allem in den Muskelgruppen von Hals/Nacken, Schultern und im Kieferbereich sorgen, durch diese ungewohnte Achtsamkeit auf den eigenen Körper zumindest für kurze Zeit ausschalten.

Finden Sie in der Konzentration auf die Atmung einen inneren Ort der Ruhe, der Ihren gesamten Organismus vor gesundheitlichen Schäden bewahrt!

Die Muskeln spüren – Progressive Muskelentspannung

Die Progressive Muskelentspannung gilt als das durch wissenschaftliche Studien bislang am besten untersuchte und in seinen positiven Auswirkungen überzeugendste Entspannungsverfahren. Die Übungen, die an ausgewählten Muskelgruppen ansetzen, sind leicht zu erlernen und auch im Alltag nahezu überall und jederzeit anwendbar.

»Progressiv« meint, dass beim Üben eine immer tiefere und immer weiter fortschreitende Entspannung erreicht wird.

Der entspannende Effekt dieser Methode resultiert aus der trainierten und dadurch verbesserten Wahrnehmung des Unterschiedes zwischen gezielt angespannten und nachfolgend entspannten Muskelgruppen. Spannungszustände in den Muskeln können in einem entsprechend sensibilisierten Körper frühzeitig bemerkt und behoben werden, noch bevor es zu festsitzenden Verspannungen kommt. Darüber hinaus lässt sich mit Hilfe der Progressiven Muskelentspannung die Aktivität des parasympathischen Nervensystems (siehe Seite 17) steigern und umgekehrt die des Sympathikus reduzieren. Die Fähigkeit des Organismus zur Selbstregulation wird damit bei regelmäßiger Praxis positiv beeinflusst.

Die Progressive Muskelentspannung eignet sich hervorragend zur Linderung spannungsbedingter Beschwerden. Regelmäßig praktiziert, ist diese Methode ideal, um gezielt gegen eine verspannte Kiefermuskulatur mit allen ihren negativen Begleiterscheinungen vorzugehen.

Das Zusammenspiel zwischen Psyche und Muskulatur

In den 20er Jahren des letzten Jahrhunderts entwickelte der in die USA emigrierte schwedische Arzt Dr. Edmund Jacobson die

Progressive Muskelentspannung. Diese Methode basiert auf der Grunderkenntnis, dass es eine direkte Beziehung zwischen geistig-seelischer (Ent-)Spannung und neuromuskulärer (Ent-) Spannung gibt.

Die Muskulatur wird, wie bereits auf Seite 20f. beschrieben, durch das Nervensystem stets in einer Grundspannung gehalten, dem »Muskeltonus«. Bei körperlicher Belastung, Sport, aber auch bei Stress, Nervosität, Hektik und Angst steigt dieser an. Im Ruhezustand, insbesondere im Schlaf, sowie ganz generell in Entspannungsphasen senkt sich der Muskeltonus ab.

Muskelbewegungen finden nie isoliert, sondern stets in Verbindung mit dem Nervensystem und dem Gehirn statt. Bereits aus dieser Erkenntnis wird klar, dass sich psychische und muskuläre Vorgänge gegenseitig beeinflussen.

Unsere Muskeln

Die meisten der 656 Muskeln des menschlichen Körpers, nämlich rund 600 so genannte Skelettmuskeln, sind durch Sehnen mit den Knochen verbunden und ermöglichen deren Bewegung. Im Gegensatz zu den Muskeln, die für die Funktionsfähigkeit des Herzens (»Herzmuskulatur«) oder der anderen inneren Organe (»glatte Muskulatur«) sorgen, sind die Skelettmuskeln »willkürlich«, d. h. sie können durch den Willen bewusst gesteuert werden. Darüber hinaus finden sich willkürliche Muskeln auch in der Zunge, im Kehlkopf und im Zwerchfell, das bekanntlich unser wichtigster Atemmuskel ist (siehe Seite 29).

Die Muskeln machen beim Mann rund 40%, bei der Frau etwa 23% des Körpergewichtes aus und sind damit deutlich schwerer als das Skelett mit einem Anteil von nur etwa 12%.

Der größte Muskel ist der Große Rückenmuskel, der stärkste der Kaumuskel. Neben dem Nervensystem sind es die Muskeln, die zum Wahrnehmen ihrer vielfältigen Aktivitäten einen Großteil unserer Energie verbrauchen.

Entscheidend ist nun die Erkenntnis, dass sich ein erhöhter Muskeltonus zwangsläufig verspannend auf mentale Prozesse auswirkt. Und umgekehrt wird seelische Entspannung in einer Senkung des Muskeltonus sichtbar.

Wirkungsvolles Muskelspiel

Die verblüffende Wirkung der Progressiven Muskelentspannung beruht nun darauf, dass eine gezielte kräftige und willentliche Anspannung ausgewählter Muskelpartien zunächst zu einer verstärkten Durchblutung des jeweiligen Muskels führt. Nach dem abrupten, ruckartigen Loslassen in der folgenden Entspannungsphase wird diese dann als durchströmende Wärme empfunden. Nur wenn die Spannung plötzlich und vollständig gelöst wird, senkt sich der Muskeltonus nach der gezielten Anspannung unter das vorherige Ausgangsniveau.

Durch Nervenimpulse ziehen sich Muskeln zusammen; dabei kommt es zur so genannten Muskelkontraktion. Sobald der Muskel vom Nerv nicht mehr mit den entsprechenden Impulsen versorgt wird, entspannt er. Progressive »Muskelrelaxation« ist ein anderer Name für die hier vorgestellte Entspannungsmethode.

Geht man nun in fesgelegter Reihenfolge wie beschrieben durch die verschiedenen Muskelgruppen, wirkt die verringerte Muskelspannung auf das vegetative Nervensystem zurück und fördert insgesamt die Entspannung im Organismus.

Hinweis

Die gezielt erzeugte Muskelanspannung muss mindestens fünf Sekunden gehalten werden. Wird sie anschließend langsam gelöst, tritt weder eine Lockerung des Muskels noch ein vertiefter Entspannungseffekt ein. Insofern ist es ganz wesentlich, beim Üben darauf zu achten, dass die Spannung lange genug gehalten und abrupt gelockert wird.

Demgegenüber muss eine Dehnung mindestens 15 Sekunden gehalten werden, damit nach dem Loslassen die Muskulatur entspannter ist als zuvor.

Nur durch regelmäßiges Üben trainieren Sie eine intensive Körperwahrnehmung. Genau diese ist es aber, die Ihnen hilft, sich im Entstehen befindende Verspannungen frühzeitig zu erkennen und ihnen bereits im Vorfeld zu begegnen. Auf diese Weise können Sie dafür sorgen, dass es erst gar nicht zu hartnäckigen Verkrampfungen kommt.

Je länger und je häufiger Sie immer wieder Übungen der Progressiven Muskelentspannung in Ihren Alltag einstreuen, wird es Ihnen zunehmend gelingen, bereits auf erste Anzeichen einer sich anbahnenden Anspannung fast schon reflexartig mit Entspannung zu kontern.

Erwiesenermaßen reagieren Personen, die mit der Progressiven Muskelanspannung vertraut sind, mit geringeren Stresssymptomen auf emotional belastende Situationen.

Der verspannte Kiefer – ganzheitlich betrachtet

Seelische Belastungen, Stress und Angst führen zu muskulären Verspannungen. Am häufigsten sind davon die Nacken- und Schultermuskulatur betroffen. In zunehmendem Maße weiten sich in diesem Bereich bereits festsitzende Spannungszustände aber aus, greifen auf Mund und Kiefer über und führen zum Krankheitsbild »Bruxismus«.

Um mit der Progressiven Muskelentspannung möglichst wirkungsvoll gegen das Zähneknirschen vorzugehen, empfiehlt es sich daher, nicht nur an der direkten Kiefermuskulatur anzusetzen, sondern auch das angrenzende muskuläre Umfeld in das Training einzubeziehen. Dieser Einstieg hat zwei Vorteile:

- Beginnt man mit Entspannungsübungen für Schultern und Nacken, strahlt die daraus resultierende Oberkörperentspannung bereits positiv auf die Muskulatur im Mund- und Kieferbereich aus.
- Eine zunehmende Reduzierung des erhöhten Muskeltonus in den Schultern und im Nacken fördert die allgemeine Fähigkeit zur Entspannung und damit das körperliche Wohlbefinden.

Es wird Ihnen nicht gelingen, einzelne Muskelgruppen isoliert anzuspannen, ohne die benachbarte Muskulatur gleichermaßen mit anzusprechen. Durch diese natürliche Gesetzmäßigkeit erhöht sich die nachfolgende Entspannung sogar noch.

Entspannung der Schulter- und Nackenpartie

Die Konzentration auf den eigenen Körper und somit die Intensivierung des eigenen Körperempfindens stärkt den Organismus langfristig.

Im Schulter-/Nackenbereich verlaufen etliche Muskelstränge, die bei Verspannung ein Gefühl der Härte vermitteln. Durch gezielte Anspannung und anschließende Entspannung wird hier ein wohltuendes Wärmeempfinden ausgelöst – das erste Anzeichen für eine Lockerung in der Muskulatur.

Dieser durch Stress beim modernen Menschen arg in Mitleidenschaft gezogene Bereich lässt sich durch drei einfache und für Dritte optisch kaum wahrnehmbare Übungen entspannen, die in der beschriebenen Reihenfolge ausgeführt werden sollten.

Nach dem Einstieg über die Lockerung der Arme und Hände werden zunächst die Schultern kräftig nach vorn, dann nach hinten gespannt und wieder abrupt entspannt. Schließlich ziehen Sie die Schultern nach oben zu den Ohren, um sie daraufhin plötzlich fallen zu lassen. Diese Übungsabfolge, jeweils mindestens zwei Mal durchgeführt, führt zu einer tief greifenden Entspannung dieses oft stark verspannten Körperbereiches.

Einstimmung in die Progressive Muskelentspannung

Setzen Sie sich ruhig, entspannt und mit aufrechter Wirbelsäule hin. Achten Sie insbesondere auf Ihre Schultern. Durch Ihre aufrechte Sitzhaltung sorgen Sie auch dafür, dass die Schultern nicht nach vorne einfallen, wie es uns im Alltag – gerade auch bei der Arbeit am PC – allzu häufig passiert. Bringen Sie in der Ihnen bereits bekannten Weise Ihre Gedanken zur Ruhe. Versuchen Sie ganz im Hier und Jetzt zu sein und ausschließlich Ihren Körper wahrzunehmen.

■ Konzentrieren Sie sich auf Ihren Atem. Beobachten Sie, wie er fließt, und achten Sie insbesondere darauf, ob sich Ihre Bauchdecke beim Einatmen hebt und beim Ausatmen wieder senkt. Atmen Sie mehrmals tief und vollständig ein und wieder aus und bringen Sie auf diese bewährte Weise Ihren Körper in einen ersten Ruhezustand.

■ Wenn Sie gedanklich in der Gegenwart angekommen sind, leiten Sie Ihre Gedanken nun gezielt in Ihre Muskulatur. Während Sie wahrnehmen, wie Sie sitzen, stellen Sie fest, an welchen Stellen Ihr Körper hart und verspannt bzw. wo die Muskulatur weich und gelöst ist. Erforschen Sie auf diese Weise die Muskulatur in Ihrem Körper. So bekommen Sie ein immer besseres Gespür für An- und Entspannungszustände in Ihrem Körper.

■ Wenn Sie einige Minuten damit verbracht haben, den momentanen Zustand Ihrer Muskulatur genauer kennen zu lernen, beginnen Sie mit der ersten Übung.

Schenken Sie den Muskeln im Schulter-/Nackenbereich und vor allem im Kiefer Ihre ganz besondere Aufmerksamkeit.

Übung 15: Hände und Arme entspannen

Erfahrungsgemäß fällt es am leichtesten, über die An- und Entspannung von Armen und Händen das Prinzip der Progressiven Muskelentspannung zu erfahren, da wir mit dem bewussten Einsatz unserer dortigen Muskeln am ehesten vertraut sind.

■ **1. Beginnen Sie** mit der rechten Hand (Linkshänder mit der linken).

■ **2. Atmen Sie** ruhig und gleichmäßig und gehen Sie mit Ihren Gedanken in die rechte Hand, die Sie kräftig zu einer Faust ballen. Spannen Sie kräftig an, verkrampfen Sie dabei aber nicht. Nachdem Sie die Spannung mindestens fünf Sekunden lang gehalten haben, lassen Sie abrupt los.

■ **3. Spüren Sie** nun ausgiebig nach. Fühlen Sie, wie Wärme durch die Hand fließt, wie die Muskeln jetzt weicher sind als vorher?

Wiederholen Sie die Übung mit der rechten Hand noch einmal oder öfter. Dadurch können Sie bereits ein differenziertes Gefühl für Anspannung und Entspannung gewinnen. Gehen Sie dann aber noch einen Schritt weiter und beziehen Sie den gesamten Arm in die Anspannung mit ein.

■ **4. Machen Sie** wiederum eine Faust und beugen Sie gleichzeitig den Ellbogen nach oben, wobei Sie den Bizeps kräftig anspannen. Halten Sie die Spannung mindestens fünf Sekunden lang und lassen Sie dann mit einem Schlag los. Arm und Hand fallen dabei locker und entspannt in Ihren Schoß oder auf die weiche Armlehne.

Sollten Sie ein Zucken oder Kribbeln in der Hand spüren, so ist dies bereits ein gutes Zeichen dafür, dass sich die Muskeln zunehmend entspannen.

■ **5. Spüren Sie** wieder nach und vergleichen Sie das Gefühl, das sich jetzt in Ihrem Arm und Ihrer Hand breit macht, mit dem Empfinden, das Sie vor der kräftigen Anspannung hatten. Gehen Sie gedanklich durch jeden Finger, durch die Handfläche, das Handgelenk, den Unter- und den Oberarm. Gehen Sie

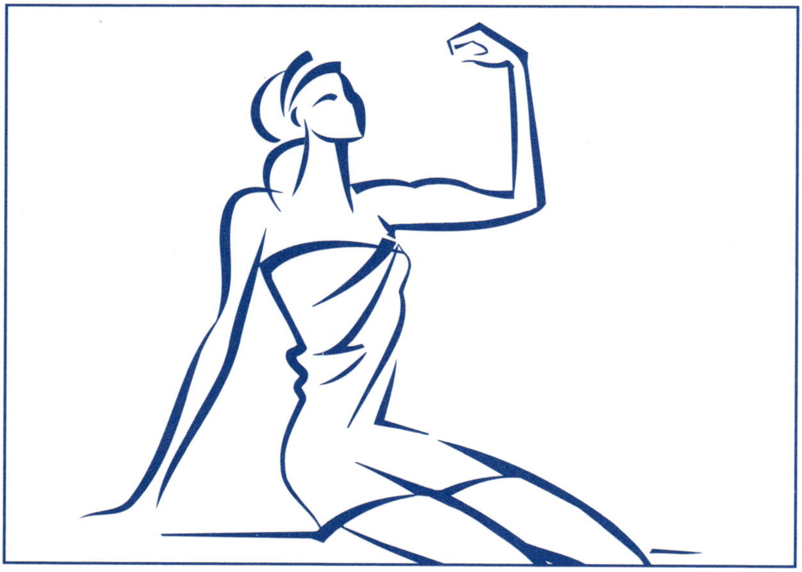

bis hinauf zur Schulter und spüren Sie den unterschiedlichen Entspannungszuständen nach. Versuchen Sie, auf diese Weise ein besseres Gefühl für die vorhandene Spannung und Entspannung in Ihrem Körper zu entwickeln.

Nach zwei oder mehreren Runden wechseln Sie zur linken Hand und zum linken Arm, mit denen Sie in gleicher Weise üben. Den Abschluss dieses Einstiegs in die Progressive Muskelentspannung machen die gleichzeitige Anspannung beider Hände und beider Arme sowie deren synchrone Entspannung.

★ Übung 16: Schultern nach vorne und nach hinten

Gehen Sie nun zu den Schultern über, deren Entspannung eine unserer größten Herausforderungen darstellt, da die Verspannungen in diesem Bereich wie bereits erwähnt besonders hartnäckig und oft schon chronisch sind. Entsprechend viel Geduld und regelmäßige Übungspraxis sind erforderlich, wenn Sie hier nachhaltig Erfolge erzielen wollen.

■ **1. Ziehen Sie** die Schultern kräftig nach vorne, Richtung Brust, ohne sie dabei gleichzeitig anzuheben. Bleiben Sie fest in dieser bewussten Anspannung und halten Sie diese mindestens fünf Sekunden lang. Achten Sie darauf, dass der übrige Körper möglichst entspannt ist. Gönnen Sie auch jetzt Ihrer Atmung wieder Ihre besondere Aufmerksamkeit. Atmen Sie entspannt und ruhig weiter, ohne die Luft anzuhalten.

■ **2. Nehmen Sie** die Spannung dann plötzlich zurück. Verweilen Sie einige Sekunden in der Ausgangshaltung und spüren Sie dem Energiefluss nach: Wie fühlen sich Ihre Schultern an? Spüren Sie, wie sich die anfängliche Härte bereits ein wenig aufgeweicht hat? Kehrt ein Gefühl der Wärme in Ihre Schulter- und Nackenmuskulatur ein?

Nehmen Sie sich so viel Zeit für diese Beobachtungen und Wahrnehmungen wie Sie brauchen. Gerade diese Zeit des Nachspürens ist entscheidend für die positive Wirkung der Übung.

■ **3. Wiederholen Sie** die Übung noch mindestens ein Mal.

■ **4. Ziehen Sie** als Nächstes die Schultern kräftig nach hinten. Die Schulterblätter gehen dabei im Rücken zusammen, so weit es Ihnen möglich ist, ohne unangenehm zu werden. Das Brustbein strebt sanft nach vorne. Heben Sie die Schultern nicht an, und atmen Sie gleichmäßig und tief.

■ **5. Halten Sie** die Spannung mindestens fünf Sekunden. Lösen Sie diese danach ruckartig auf.

■ **6. Fühlen Sie** auch jetzt wieder die Veränderungen, die sich in der Muskulatur bemerkbar machen, und spüren Sie ausgiebig dem Energiefluss nach.

■ **7. Wiederholen Sie** die Übung, sobald sich Ihr Körper dazu bereit fühlt.

Übung 17: Schultern nach oben

Die vorherige Übung ergänzen Sie sinnvoll durch die nun folgende Anspannung der Schultern nach oben.

■ **1. Ziehen Sie** die Schultern so weit Sie können nach oben, bis zu den Ohren. Die Schultern kippen dabei weder nach vorne noch nach hinten ab, sondern streben möglichst senkrecht nach oben. Und auch der Kopf bleibt aufrecht – und verkrampft nicht, trotz aller Anspannung.

Achten Sie insbesondere darauf, dass Ihr Kiefer entspannt ist, die Zähne nicht aufeinander beißen und der Atem weiter fließt.

■ **2. Halten Sie** die Spannung mindestens fünf Sekunden.

■ **3. Nachdem Sie** die Spannung abrupt gelöst haben, spüren Sie erneut dem Energiefluss nach. Immer stärker fühlen Sie nun, wie sich die Verhärtungen und Spannungen im Schulter- und Nackenbereich aufweichen, wie ein zunehmendes Gefühl der Wärme durch die Muskulatur zieht.

■ **4. Auch diese Übung** wiederholen Sie, nachdem Sie ausgiebig nachgespürt haben.

Falls Sie bei der Anspannung eines Muskels Schmerzen verspüren, beenden Sie die Übung sofort. Lockern Sie die betroffene Muskulatur durch leichtes Schütteln und versuchen Sie es nach einer Pause noch einmal vorsichtig. Falls Sie wieder Schmerzen bekommen, verzichten Sie ganz auf die Übung. Gehen Sie zum Arzt, um die Ursachen der Schmerzen medizinisch abklären zu lassen und holen Sie sich Rat, wie und ob Sie weiter üben sollen.

★ Übung 18: Entspannung des Gesichtes

■ **1. Schneiden Sie** mit aller Kraft und größtmöglicher Fantasie Grimassen, ziehen Sie z. B. die Augenbrauen zusammen, verzerren Sie das Gesicht, kneifen Sie die Augen zusammen. Spannen Sie alle möglichen Muskeln im Gesicht für mindestens fünf Sekunden an.

■ **2. Lassen Sie** die Spannungen dann ruckartig aus Ihrem Gesicht verschwinden.

■ **3. Spüren Sie,** wie sich Ihre Gesichtszüge glätten? Falten verschwinden aus der Stirn, die Wangenknochen werden weich und dehnen sich leicht in Richtung Ohren aus. Die Augenmuskeln, die von allen Muskeln des menschlichen Körpers die aktivsten sind, fühlen sich weicher an als zuvor, »verkniffene« Lippen entspannen und der Unterkiefer fällt automatisch locker nach unten.

■ **4. Wiederholen Sie** auch diese Übung noch mindestens ein weiteres mal.

Lassen Sie sich so viel Zeit wie Sie benötigen, um Ihre Gesichtszüge gedanklich zu erforschen. Vergleichen Sie, wie sich Ihr Gesicht vor der Übung angefühlt hat.

★ Übung 19: Entspannung des Kiefers

Mit der aufeinander folgenden Entspannung der Hände, der Arme sowie des Schulter- und Nackenbereiches kommen wir schließlich zu einer gezielten Übung zur Entspannung der Kiefermuskulatur.

■ **1. Spannen Sie** den Mund bewusst stark an, pressen Sie die Lippen aufeinander – achten Sie aber strikt darauf, dass Sie dabei nicht die Zähne aufeinander beißen! Schieben Sie den Unterkiefer kräftig nach vorne und versuchen Sie, alle Muskeln in Ihrem Kiefer so fest wie möglich anzuspannen – mindestens fünf Sekunden lang.

■ **2. Lösen Sie** die Spannung danach ruckartig, wobei Sie den Mund leicht öffnen. Lockern Sie ganz bewusst Ober- und Unterkiefer, indem Sie den Unterkiefer ein wenig nach unten fallen lassen.

■ **3. Sie wissen bereits,** wie wichtig es ist, jetzt sehr bewusst in Ihren Kiefer hineinzufühlen. Spüren Sie den Veränderungen nach, die Sie nach dieser An- und Entspannung wahrnehmen. Tasten Sie Ihren Kiefer gedanklich ausgiebig und in Ruhe ab. Konzentrieren Sie sich insbesondere auf Ihre Kiefergelenke. Fällt es Ihnen noch schwer, den Unterkiefer locker nach unten fallen zu lassen? Fühlen sich die Gelenke noch hart an? Oder spüren Sie bereits etwas Wärme durch den Kieferbereich fließen, die die Verhärtungen auflöst?

■ **4. Wenn Sie** ausführlich nachgespürt haben, wiederholen Sie die Übung mindestens ein weiteres Mal.

Das ausgiebige Erforschen und gedankliche Abtasten aller Veränderungen, die sich in dem betreffenden Körperteil durch die gezielte Muskelanspannung ereignet haben, ist mindestens genauso wichtig für den Erfolg wie die Übung selbst. Gerade in der gedanklichen und körperlichen Ruhephase nach vorheriger Anstrengung baut der Körper Stresshormone ab und schüttet stimmungsaufhellende Endorphine aus.

★ Übung 20: Isometrische Kieferentspannung

Unter Zuhilfenahme Ihrer Hand können Sie die Entspannung Ihrer Kiefermuskulatur noch weiter intensivieren.

■ **1. Drücken Sie** hierzu den Ballen Ihrer rechten Hand (Linkshänder nehmen entsprechend die linke Hand) unter Ihr Kinn – gleichzeitig pressen Sie mit Ihrem Kinn nach unten dagegen.

■ **2. Wichtig ist es** hier darauf zu achten, dass Sie die Zähne trotz des Drucks auf den Unterkiefer zu keinem Zeitpunkt aufeinander pressen. Ober- und Unterkiefer müssen unbedingt ein wenig Abstand voneinander haben.

■ **3. Halten Sie** die kräftige Anspannung mindestens fünf Sekunden; danach lassen Sie sie wiederum abrupt los.

■ **4. Beim Nachspüren** achten Sie zunächst darauf, dass sich Ihre Schultern, die durch die angehobene Hand zwangsläufig in eine gewisse Spannung gekommen sind, wieder lockern und lösen. Danach gehen Sie gedanklich in gewohnter Weise in Ihren Kiefer, insbesondere in die Kiefergelenke, und spüren Sie nach, welche Veränderungen Sie ausmachen können.

Natürlich ist es empfehlenswert, auch diese Übungen ungestört in einem ruhigen Raum durchzuführen und sich ausreichend Zeit dafür zu nehmen. Schließlich ist nur in einem solchen Umfeld auch eine wirklich tief gehende mentale Entspannung möglich ist.

Universelle Muskelentspannung

Bis auf die Übung zur Gesichtsentspannung lassen sich alle vorgestellten Übungen der Progressiven Muskelentspannung so unauffällig durchführen, dass sie für Dritte praktisch nicht bemerkbar sind. Da sie zudem im Sitzen praktiziert werden können, sind sie geradezu universell einsetzbar. Im Zug, als Beifahrer im Auto, im Büro am Schreibtisch – selbst auf dem Sofa vor dem Fernseher können Sie die genannten Muskelpartien wirkungsvoll anspannen, entspannen und danach die wohltuende Wirkung wahrnehmen.

Mit jeder noch so kleinen Übung, die Sie selbst in den hektischsten Tagesablauf integrieren können, helfen Sie Ihrem Körper, sich auf Entspannung zu trainieren und resistenter gegen stressbedingte Verspannungen zu werden.

Der Königsweg der Entspannung – Autogenes Training

Zweifellos ist das Autogene Training der Klassiker unter den Entspannungsmethoden. Es zählt zu den am meisten anerkannten Techniken unserer Zeit, um einen besseren alltagstauglichen Umgang insbesondere mit Stress zu erlernen. Dabei handelt es sich um eine Form der Autosuggestion oder Selbst-Hypnose, durch die es Ihnen mit der Zeit gelingen wird, den Körper in nur wenigen Schritten und geradezu »auf Kommando« in einen tiefen Zustand der Entspannung zu versetzen. Das Autogene Training ist damit als effektives Mittel gegen Stress mit all seinen negativen Folgeerscheinungen einsetzbar.

Insbesondere wenn Sie Ihre Wahrnehmung bereits mit Atemübungen und durch die Progressive Muskelentspannung für An- und Entspannungszustände im Körper sensibilisiert haben, wird es Ihnen nicht schwer fallen, das Autogene Training zu erlernen.

Mit konsequentem und regelmäßigem Üben werden Sie eine Form der Entspannung erleben, die in ihrer Tiefe und Wirksamkeit weit über das bisher Erfahrene hinausgehen kann.

Die Grundlagen des Autogenen Trainings

Der Hausarzt und spätere Nervenarzt Professor Johannes Heinrich Schultz (1884–1970) beschäftigte sich zunächst viele Jahre mit der Klassischen Hypnose, bevor er in den 20er Jahren des vergangenen Jahrhunderts das Autogene Training entwickelte. Basierend auf seinen Beobachtungen bei der Hypnose erkannte Schultz,

- dass ein Gefühl der Schwere in den Gliedmaßen und im ganzen Körper mit einer entspannten Muskulatur und infolge dessen einem verminderten Muskeltonus (siehe Seite 20) einhergeht;
- dass ein Gefühl der Wärme im Körper auf erweiterte Blutgefäße und folglich eine verstärkte Durchblutung hinweist.

Schwere und Wärme sind damit zwar »nur« Anzeichen für eine muskulärvegetative, also rein körperliche Entspannung beim Übenden. Auf diese folgt jedoch zwangsläufig auch ein inneres Loslassen infolge einer allgemeinen, sich im Körper vollziehenden »Umschaltung«.

Zwei Methoden, die sich ergänzen

Erinnern wir uns nun an das, was wir im Kapitel über die Progressive Muskelentspannung gelernt haben. Hier wurde nämlich auf dasselbe Prinzip zurückgegriffen, um von einer körperlichen in eine geistige Entspannung zu gelangen. Der Unterschied zwischen beiden Methoden lässt sich in wenige Worte fassen:

Je besser bereits Ihr Gespür für den Zustand der Muskulatur durch die Progressive Muskelentspannung entwickelt ist, desto leichter wird Ihnen die gedankliche Muskelentspannung beim Autogenen Training fallen.

- Bei der Progressiven Muskelentspannung werden die einzelnen Muskelgruppen gezielt »körperlich« angespannt und wieder entspannt. Durch bewusste Kraftanstrengung und darauf folgendes Loslassen sind die unterschiedlichen Spannungszustände gut spürbar.
- Dagegen ist beim Autogenen Training die Vorstellungskraft des Übenden gefordert. Der Körper und insbesondere die Muskeln werden bei dieser Methode nicht bewegt bzw. angespannt. Stattdessen kommt es durch das bloße »Hineindenken« und eine suggestive Beeinflussung der Muskulatur zu deren Entspannung, die sich auf den ganzen Körper überträgt.

Der Blick nach innen – oder: Wie wir uns selbst spüren

Schon mehrfach wurde in diesem Buch die Erkenntnis von der Wechselwirkung zwischen Körper und Geist, das ganzheitliche Zusammenspiel körperlicher und mentaler Anspannung beziehungsweise Entspannung angesprochen. Diese ist wiederum die

Basis für das Autogene Training. Auch hier wird im Körper ein »Entspannungskreislauf« in Gang gesetzt:

- Einerseits lässt sich körperliche/muskuläre Entspannung durch gezielte, in den Übungen beschriebene Vorstellungsinhalte auslösen – also durch psychische Beeinflussung.
- Anderseits erlangt man zwangsläufig eine psychische/geistige Entspannung durch vorherige körperliche – also muskuläre – Entspannung.

In diesem gegenseitig sich verstärkenden Wechselspiel vollziehen sich gewissermaßen dieselben psychophysischen Reaktionen im menschlichen Organismus, die in ihrer negativen Ausprägung zu dem bekannten »Stress-Teufelskreis« führen können. Schultz spricht in seiner eigenen Terminologie von »konzentrativer« Beeinflussung des eigenen Körpers, um in einen tiefen Zustand der Entspannung zu kommen.

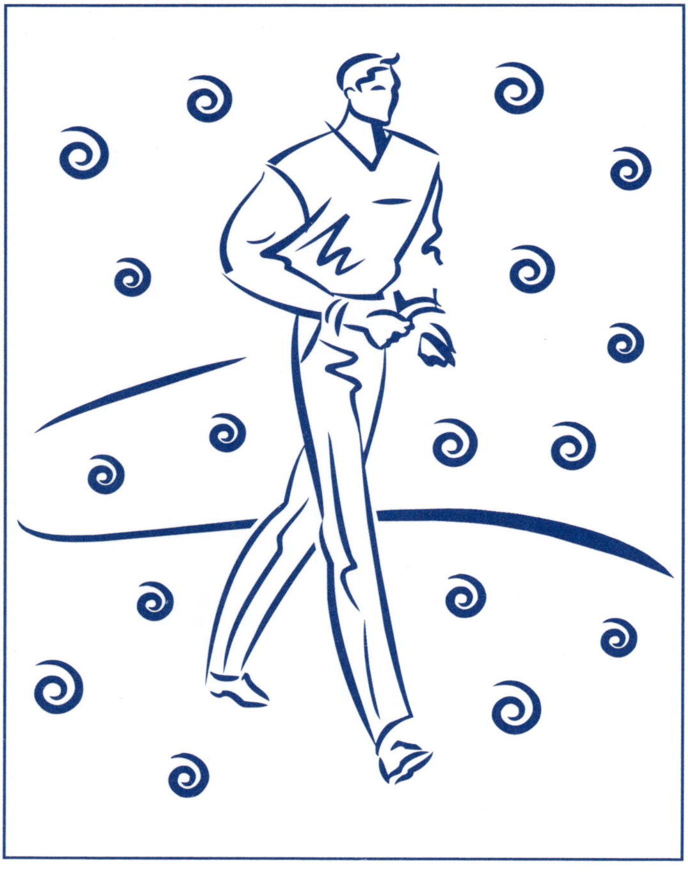

Und auch die so genannte gesteuerte Introspektion, von der Prof. H. J. Schultz spricht, kennen Sie bereits. Denn in einfachen Worten ausgedrückt ist damit nichts anderes gemeint, als dass es auch beim Autogenen Training zunächst einmal gilt zu lernen, gezielt in sich selbst hineinzufühlen, den Körper gedanklich zu durchwandern und dabei vorhandene An- und Verspannungen aufzuspüren. In einem nächsten Schritt wird dann versucht, durch autosuggestive Beeinflussung ausgewählter Körperregionen deren Entspannung zu erreichen.

Regelmässig Üben

Das A und O beim Praktizieren des Autogenen Trainings ist die Regelmäßigkeit. Insbesondere beim Erlernen dieser Entspannungsmethode ist es wichtig, dass anfangs möglichst dreimal täglich und idealerweise immer zur selben Zeit geübt wird. Damit dürfte bereits klar sein, dass das Autogene Training deutlich höhere Anforderungen an Ihre Konsequenz und Ausdauer stellt als die Progressive Muskelentspannung, wenn der gewünschte Entspannungseffekt erreicht werden soll.

Ist der Körper nach dieser Lernphase erst einmal entsprechend »programmiert« und in der Lage, mit Hilfe des Autogenen Trainings in einen Zustand der Entspannung umzuschalten, bleibt diese Disposition auch erhalten, wenn die Übungen nicht mehr mit der ursprünglichen Häufigkeit durchgeführt werden.

Um im betriebsamen Alltag und trotz der von allen Seiten einwirkenden Stressfaktoren zur Ruhe zu kommen, müssen wir Erwachsenen erst Techniken erlernen, um eine natürliche Form der Körperentspannung wieder- oder neu zu entdecken.

Bestes Rüstzeug gegen Stress

Im Laufe unseres Lebens haben wir es immer mehr verlernt, uns »ohne Anstrengung« zu entspannen, so wie wir das als Kinder noch konnten.

Ziel des Autogenen Trainings ist es, durch regelmäßiges Üben eine insgesamt entspanntere Reaktionsgrundlage im Körper auf die täglichen Anforderungen und den unvermeidbaren Stress zu schaffen. Durch eine bessere und stabilere Ausbalancierung des Organismus kann sich das vegetative Nervensystem so besser gegen Herausforderungen aller Art wappnen. Belastungen des Tages, die nachts ihr Ventil im Zähneknirschen suchen, kann durch eine verbesserte psychophysische Gesamtsituation ebenfalls im Voraus die Schärfe genommen werden. Über diesen vorbeugenden Aspekt hinaus lernt der Übende jedoch auch, in einer konkreten Stressphase beruhigenden Einfluss auf den Sympathikus zu nehmen und somit sich anbahnenden Verspannungen gezielt entgegenzuwirken. Ob in einer akuten Stresssituation oder prophylaktisch angewandt – mit Autogenem Training lässt sich nächtlichem Zähneknirschen und »Traumbeißen« wirkungsvoll entgegensteuern.

Die praktischen Übungen des Autogenen Trainings

Beim Autogenen Training bauen die Übungen gezielt aufeinander auf, so dass Schritt für Schritt ein immer tieferer Entspannungszustand hergestellt wird. Bereits die im Folgenden beschriebenen Grundübungen des Autogenen Trainings, mit denen Sie lernen werden, Ihren Körper nacheinander in einen Zustand der Ruhe, der Schwere und der Wärme zu versetzen, sind eine hervorragende Basis, um danach mit gezielten Vorsatzformeln Gesichts- und Kiefermuskulatur zu entspannen und dortige Verkrampfungen zu lösen.

Jede entspannte Körperhaltung, in der Sie auch einschlafen könnten, ist alternativ als Ausgangsposition für Übungen des Autogenen Trainings geeignet.

★ Richtig sitzen

Das Autogene Training kann im Liegen wie auch im Sitzen geübt werden. Ideal, da absolut bequem und nahezu überall anwendbar – ohne auch in öffentlichen Räumen Aufmerksamkeit zu erregen – ist die Sitzhaltung »Großvaters Lehnstuhl«:

■ **1. Setzen Sie** sich gemütlich auf einen nicht zu weichen Sessel oder Stuhl und lehnen Sie sich entspannt zurück.

■ **2. Die Füße stehen** fest nebeneinander auf dem Boden, die Beine befinden sich im rechten Winkel. Die Arme liegen locker im Schoß oder auf den Armlehnen.

■ **3. Achten Sie** darauf, dass Sie in der gewählten Position eine Zeit lang absolut bequem sitzen bleiben können, ohne dass Ihnen etwas unangenehm wird und Sie nachkorrigieren müssen. Während des Autogenen Trainings sollte Ihr physischer Körper regungslos sein.

★ Übung 21: Ruheübung

Bevor Sie mit dem Autogenen Training beginnen, bringen Sie wie bei allen in den vorherigen Kapiteln beschriebenen Übungen auch zunächst Ihren Geist zur Ruhe.

Wenn Sie nach einigen Minuten der »Selbst-Erforschung« ein Gefühl für Ihren momentanen körperlichen Zustand bekommen haben und gleichzeitig aus der Alltagshektik heraus im Hier und Jetzt angekommen sind, beginnen Sie mit der eigentlichen Ruheübung. Ziel dieser Übung ist es, in autosuggestiver Weise den Körper noch stärker als mit der bereits erfolgten Einstimmung zur Ruhe zu bringen.

Ruhe lässt sich nicht erzwingen! Nehmen Sie sich daher ausreichend Zeit für diese Übung und setzen Sie sich nicht unter Druck. Wundern Sie sich nicht, wenn sich nach einem Tag voller Nervosität oder Hektik nicht sofort Ruhe in Ihrem Körper einstellen will.

■ **1. Atmen Sie** einige Male tief und vollständig aus und wieder ein. Stellen Sie sich dabei vor, wie die Luft von oben nach unten aus Ihren Lungenflügeln entweicht und diese sich umgekehrt von unten nach oben wieder mit frischer Luft und neuer Energie füllen. Schließen Sie dabei die Augen und stellen Sie sich bildhaft vor, wie mit jeder Ausatmung die Spannung aus Ihrem Körper verschwindet und Sie mit jeder Einatmung Ruhe und Entspannung in sich aufnehmen.

■ **2. Atmen Sie** ruhig, entspannt und gleichmäßig weiter. In Gedanken sprechen Sie die folgenden autosuggestiven Vorsatzformeln:

- ☐ Ich bin ganz ruhig
- ☐ Tiefe Ruhe strömt durch meinen ganzen Körper

Sollte es Ihnen gar nicht gelingen, körperlich und gedanklich zur Ruhe zu kommen, brechen Sie die Übung besser an dieser Stelle ab. Sonst werden auch die folgenden Übungen nicht gelingen.

Wenn Sie spüren, wie Sie zunehmend zur Ruhe kommen und Ihr Atem tief und gleichmäßig fließt, gehen Sie weiter zur nun folgenden Schwereübung.

★ Übung 22: Schwereübung

Wie bei der Progressiven Muskelentspannung beginnen wir auch jetzt mit den Armen, in denen wir selbst als Anfänger am leichtesten ein Gefühl für An- und Entspannungszustände wahrnehmen können.

■ **1. Konzentrieren Sie** sich in Gedanken auf den rechten Arm (Linkshänder auf den linken Arm) und spüren Sie, wie er schwerer und schwerer wird.

■ **2. Vielleicht hilft es** Ihnen, wenn Sie sich dabei vorstellen, dass Ihr Arm von schweren Bleigewichten nach unten gezogen wird.

Ein Gefühl der Schwere in den Muskeln ist ein erstes Anzeichen für die zunehmende Entspannung im Körper und damit auch für einen sinkenden Muskeltonus.

■ **3. Synchronisieren Sie** Ihre Atmung mit dem zunehmenden Gefühl der Schwere. So stellen Sie sich beim tiefen Ausatmen vor, wie der rechte Arm jedes Mal ein bisschen mehr Gewicht bekommt.

■ **4. In Gedanken sprechen Sie** gleichzeitig die Vorsatzformeln:

- ☐ Rechter Arm schwer
- ☐ Rechter Arm ganz schwer
- ☐ Rechter Arm bleiern schwer

■ **5. Machen Sie** in dieser Weise weiter, bis sich tatsächlich in Ihrem Arm ein angenehmes Gefühl der Schwere einstellt.

★ Entspannte Schwere dehnt sich aus

■ **1. Stellen Sie** sich vor Ihrem inneren Auge bildhaft vor, wie die Schwere, die sich bereits in Ihrem rechten Arm breit gemacht hat, auch auf den linken Arm übergeht.

■ **2. Während Sie** tief und regelmäßig weiteratmen, sehen Sie nun, wie mit jeder Ausatmung Spannungen aus Ihren beiden Armen abfließen und diese schwerer und schwerer werden.

■ **3. In Gedanken sprechen Sie** die folgenden Vorsatzformeln:

- □ Arme schwer
- □ Arme ganz schwer
- □ Arme bleiern schwer

Das Gefühl der Schwere in Ihren Armen zieht nun weitere Kreise. Von außen nach innen macht sie sich nun auch in Ihren Beinen breit.

■ **4. Während Sie** spüren, wie die Schwere in Ihre Füße und dann auch in Ihre Beine wandert, sprechen Sie in Gedanken die nachfolgenden autosuggestiven Vorsatzformeln:

- □ Arme und Beine schwer
- □ Arme und Beine ganz schwer
- □ Arme und Beine bleiern schwer

Schließlich lassen Sie die Schwere in Ihrem ganzen Körper ausbreiten.

■ **5. Sie spüren,** wie Ihr Rumpf schwer im Sessel liegt, mit wie viel Gewicht die Wirbelsäule in die Lehne drückt. In Gedanken sprechen Sie dabei die Vorsatzformeln:

- □ Körper schwer
- □ Körper ganz schwer
- □ Körper bleiern schwer

Atmen Sie tief und ruhig weiter und genießen Sie den Zustand der Schwere in Ihrem Körper. Ohne Unterbrechung gehen Sie anschließend direkt zur Wärmeübung.

Unser Organismus ist so angelegt, dass sich bestimmte Empfindungen und Zustände spiegelbildlich fast schon automatisch auch auf die andere Körperseite übertragen. Selbst wenn Sie sich daher wie bisher nur auf das Gefühl der Schwere in Ihrem rechten Arm konzentriert haben, wird sich diese zwangsläufig auch in Ihrem linken Arm einstellen.

★ Übung 23: Wärmeübung

Mit zunehmender Entspannung wird sich auch ein deutliches Gefühl der Wärme in Ihrem Körper breit machen, die ein Zeichen für eine verbesserte Durchblutung infolge erweiterter Blutgefäße ist. Um dieser Wärme im Körper nachzuspüren, beginnen wir wiederum beim rechten Arm.

■ **1. Während Sie** weiterhin tief und ruhig atmen, gehen Sie gedanklich zurück zu Ihrem rechten Arm (Linkshänder zum linken Arm). Stellen Sie sich vor, wie der rechte Arm angenehm warm wird.

Damit das infolge der Übung entstehende Wärmegefühl nicht unangenehm wird, empfiehlt es sich, den Körper durch die Vorsatzformel auf »angenehme« Wärme zu programmieren.

■ **2. Wenn dieses Bild** zu Ihnen passt, visualisieren Sie, wie warme Sonne auf Ihren Arm scheint und diesen durchdringend erwärmt. Oder stellen Sie sich vor, wie Sie ein warmes Vollbad mit duftenden Essenzen genießen und angenehme Wärme Ihren Körper durchflutet. Wählen Sie zur Intensivierung der autosuggestiven Wirkung dieser Übung genau die Vorstellung aus, die Ihnen am angenehmsten ein Gefühl der Wärme vermittelt.

■ **3. Synchronisieren Sie** wiederum Ihre Atmung mit dem zunehmenden Gefühl der Wärme. Stellen Sie sich nun jedes Mal, wenn Sie tief und vollständig einatmen vor, wie mit jedem Atemzug angenehme Wärme in den rechten Arm strömt.

■ **4. Parallel zu diesen Visualisierungen** sprechen Sie in Gedanken die folgenden Vorsatzformeln:

- □ Rechter Arm warm
- □ Rechter Arm angenehm warm

■ **5. Machen Sie** geduldig und entspannt so lange weiter, bis sich tatsächlich ein angenehmes Gefühl der Wärme einstellt.

■ **6. Stellen Sie** sich nun vor, wie die Wärme des rechten Armes auf den linken Arm übergeht. Mit jeder Einatmung strömt nun in beide Arme gleichzeitig ein angenehmes Gefühl der Wärme. Sie begleiten diese Veränderung in Ihren Armen:

- ☐ Arme warm
- ☐ Arme angenehm warm

■ **7. Nach der Schwere** greift nun auch die Wärme auf andere Körperteile über. Begleitet von den folgenden Vorsatzformeln werden Füße und Beine von warmen Empfindungen durchströmt:

- ☐ Arme und Beine warm
- ☐ Arme und Beine angenehm warm

■ **8. Schließlich spüren Sie,** wie sich die Wärme in Ihrem gesamten Körper ausbreitet. Unterstützen Sie dies durch gedankliches Mitsprechen der Vorsatzformeln:

- ☐ Körper warm
- ☐ Körper angenehm warm

★ Übung 24: »Vorsätzliche« Kieferentspannung

Bei dem nun erreichten Zustand der Ruhe, Schwere und Wärme in Ihrem Körper lösen sich muskuläre Verkrampfungen welcher Art auch immer wie von alleine.

Dieser autosuggestiv ausgelöste Entspannungsprozess lässt sich jedoch zusätzlich noch steuern und intensivieren, wenn Sie aus diesem tiefen Ruhezustand heraus bestimmte Muskelgruppen ansprechen. Mit Hilfe spezieller Vorsatzformeln, die Sie gezielt mit Blick auf das Zähneknirschen einsetzen, können Sie sich selbst »programmieren« und verstärkt auf eine Lockerung der Gesichts- und Kiefermuskulatur hinwirken. Durch die tiefe Entspannung, in der sich Ihr Körper nun befindet, ist Ihr Geist in hohem Maße aufnahmefähig für derartige Befehle, so wie es Ihnen auch von der Hypnose her bekannt ist.

Genießen Sie den Zustand der Wärme in Ihrem Körper, der ein klares Indiz für eine verbesserte Durchblutung ist – ausgelöst durch die dank fortschreitender Entspannung erweiterten Blutgefäße.

■ **1. Spüren und genießen Sie** den bereits erreichten Zustand tiefster Entspannung und Wärme in Ihrem ganzen Körper.

Nehmen Sie sich viel Zeit, gerade in diesem Bereich herauszufinden, ob sich hier noch Spannungen oder Verkrampfungen bemerkbar machen.

Mit den klassischen Vorsatzformeln unterstützen Sie sprachlich die Herbeiführung der autogenen Umschaltung. Überlassen Sie also Ihrem autonomen vegetativen Nervensystem die Führung, um in den ersehnten Zustand der Entspannung zu kommen.

■ **2. Richten Sie** nun Ihren inneren Blick zunächst auf den Schulter- und Nackenbereich. Spüren Sie in die dortige Muskulatur hinein und genießen Sie das wohlige Gefühl der Entspannung. Gehen Sie weiter nach oben und spüren Sie in Ihr Gesicht hinein. Fühlen Sie, wie Ihre Gesichtszüge weich und entspannt sind. Schließlich erforschen Sie Ihren Mundbereich.

■ **3. Um die Entspannung** Ihrer Schultern, Ihres Gesichtes und insbesondere Ihres Kiefers gezielt durch die Kraft Ihrer autosuggestiven Gedanken zu fördern, sprechen Sie lautlos die folgenden Vorsatzformeln mit:

- □ Schultern schwer
- □ Gesicht entspannt
- □ Unterkiefer locker

■ **4. Spüren Sie** ausgiebig und intensiv nach und genießen Sie den wohltuenden Zustand der Entspannung in einem Bereich Ihres Körpers, der Ihnen bislang reichlich Kummer und Schmerzen bereitet hat.

Merkmale von Vorsatzformeln

Wollen Sie eigene Vorsatzformeln formulieren, sollten Sie folgende wesentliche Merkmale beachten, um eine optimale Wirksamkeit zu erlangen:

- □ Vorsatzformeln des Autogenen Trainings sind kurz, prägnant und stets positiv formuliert.
- □ Damit sie sich besser einprägen, sind sie idealerweise rhythmisch.
- □ Sie sind nur in der Gegenwartsform zu verwenden.
- □ Für Vorsatzformeln wählen Sie die Sprache der (passiven) Entspannung (nicht die Sprache der – aktiven – Leistung!).
- □ Verwenden Sie stets dieselbe(n) Vorsatzformel(n) und variieren Sie so wenig wie möglich.

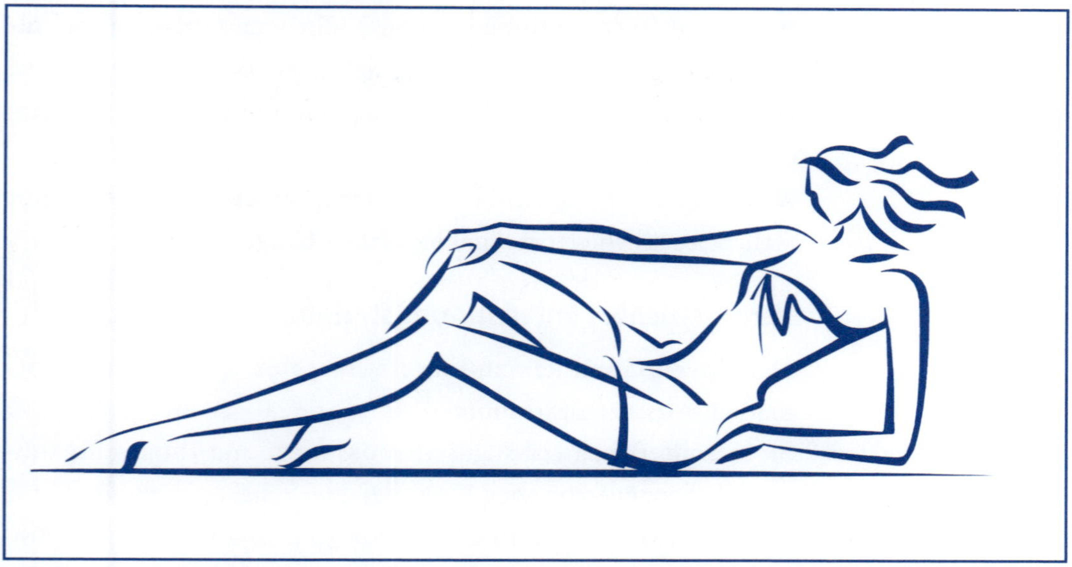

Rücknahme

Sofern Sie die Übungen des Autogenen Trainings vor dem Einschlafen – am besten bereits im Bett liegend – durchführen, bedarf es keiner Rücknahme. Sie können in diesem Fall fließend in einen ruhigen und entspannten Schlaf ohne Zähneknirschen und Kieferschmerzen hinübergleiten.

Ansonsten müssen Sie die Tiefenentspannung mit einer so genannten Rücknahmeformel beenden, um wieder in den Wachzustand zurückzukehren.

Falls Sie während des Übens durch äußere Einflüsse gestört werden, gleicht das einem kurzen Schock, der das Zurücknehmen zwangsläufig überflüssig macht. Brechen Sie in diesem Fall das Training lieber ab und üben Sie später noch einmal erneut, um sich dann bis zuletzt ungestört der Entspannung hingeben zu können.

★ Zurück ins wache Bewusstsein

Die Rücknahme geschieht energisch in einer schwungvollen Art, verbunden mit tiefem und kräftigem Ein- und Ausatmen. Da Ihr Geist beim Autogenen Training hellwach ist, können Sie selbst den Zeitpunkt bestimmen, wann Sie die tiefe Entspannung Ihres Körpers verlassen wollen. Geben Sie sich dann selbst die folgenden »Anweisungen«:

■ **1. Arme (fest) anziehen** (dabei beugen und strecken Sie die Arme energisch).

■ **2. Tief einatmen** (atmen Sie gleichzeitig mit der Anspannung der Arme tief ein).

■ **3. Augen auf** (öffnen Sie die Augen, blicken Sie sich um und stellen Sie so wieder Kontakt zu Ihrer Umgebung her).

Verinnerlichtes Entspannungstraining

Ein insgesamt durch regelmäßige Entspannungsübungen stabilisiertes vegetatives Nervensystem ist Stress gegenüber deutlich weniger anfällig und lässt Belastungen weniger massiv an sich herankommen.

Der Körper kann lernen, sich zu entspannen. Und der Körper kann Entspannung trainieren. Je regelmäßiger und je häufiger Sie sich im Alltag auf sich selbst besinnen und Ihrem Organismus Ruhepausen gönnen, desto leichter wird es Ihnen im Laufe der Zeit fallen, in einen Zustand der Ruhe und Gelassenheit umzuschalten. Dabei kommen Ihnen einige Prinzipien zugute, nach denen der menschliche Körper »funktioniert«.

Gewohnheiten arbeiten für Sie

■ Sofern Sie immer an einem festen Ort und womöglich sogar zur gleichen Uhrzeit praktizieren, wird bereits dieses Umfeld mit der Zeit dazu führen, dass Sie in einen Entspannungszustand gelangen, noch bevor Sie mit der eigentlichen Übung begonnen haben. Sie »konditionieren« Ihren Körper darauf, automatisch in einen Ruhezustand umzuschalten.

■ Im Körper gibt es keine isolierten Vorgänge. Alles bedingt und beeinflusst sich gegenseitig und wechselseitig. So überträgt sich ein Gefühl der Schwere und Wärme in einem Arm automatisch auch auf den anderen Arm. Fühlen sich beide Arme entspannt an, wirkt sich dies automatisch und zwangsläufig auch auf die umgebenden Bereiche des Körpers aus. Entspannungszustände, die in Ihrem Körper einmal Fuß gefasst haben, ziehen so immer weitere Kreise und machen sich dort breit.

■ Durch regelmäßiges Praktizieren trainiert der Körper das bewusste »Umschalten« aus einer Anspannung heraus in die Entspannung. So wie Sie handwerkliche Fertigkeiten üben und bis zur Perfektion bringen können, lässt sich auch dieses körperliche Umschalten beschleunigen und gewissermaßen automatisieren. So kann es Ihnen bei fortgeschrittener Praxis passieren, dass Ihr Körper auf eine sich anbahnende Verspannung hin automatisch die antrainierte Umschaltung in die Entspannung vornimmt, ohne dass Sie bewusst eingreifen müssen.

Die zunächst auf nur eine Muskelgruppe beschränkte Entspannung greift auf das gesamte Nervensystem über und sorgt für eine umfassende positive Auswirkung im gesamten Organismus.

Gesundes Gleichgewicht

Der menschliche Körper ist ein perfekt angelegtes, ausbalanciertes System, das in der Lage ist, Störungen und Irritationen von außen selbst auszugleichen und dabei gesund zu bleiben. Erst übermäßige Belastungen, und hier insbesondere permanenter Stress, überfordern die Fähigkeit unseres Organismus, sich selbst zu regulieren. Alle Krankheiten – und damit auch das Zähneknirschen – sind lediglich Ausdruck dafür, dass die Regulationsfähigkeit des Körpers erschöpft ist.

Mit den vorgestellten Entspannungstechniken haben Sie die beste Möglichkeit an der Hand, um nachhaltig nicht nur dem Zähneknirschen zu begegnen, sondern eine generelle Gesundheitsvorsorge zu betreiben.

»Stress lass nach« – eine Utopie!

Stress ist laut Untersuchungen der Weltgesundheitsorganisation die größte Gesundheitsgefahr des 21. Jahrhunderts. Dies nicht zuletzt, da die krank machenden Auswirkungen von Stress auf den menschlichen Organismus vielfältig sein können. Eine durch Stress ausgelöste Krankheit, nämlich das nächtliche Zähneknirschen, wurde hier aus der Nähe und im Kontext möglicher Bewältigungstechniken betrachtet.

Angesichts der verschiedensten Belastungen im Alltag ist es unmöglich, Stress gänzlich zu vermeiden. So lässt sich auch dem Zähneknirschen am ehesten durch eine Verbesserung der psychischen Konstitution und damit mit einer höheren Stressresistenz des Organismus begegnen.

Aufbauend auf der Erkenntnis des wechselseitigen Zusammenspiels von körperlicher und seelischer Entspannung können Sie den »Stress-Teufelskreis« durchbrechen und in einen »Entspannungskreislauf« ummünzen.

Das heißt für Sie, dass es zunächst einmal gilt, Ihre individuellen Stressoren zu erkennen, um bereits erste körperliche Reaktionen darauf bewusst wahrnehmen und lokalisieren zu können. Durch den gezielten Einsatz alltagstauglicher Entspannungstechniken trainiert Ihr Körper dann einen besseren Umgang mit eben diesen Stressoren. Gleichzeitig können gezielt eingesetzte Übungen bei akuten Verspannungen Linderung bringen und bereits verkrampfte Muskelpartien lösen.

Allgemeine Voraussetzungen für die Übungen

Führen Sie die Übungen am besten in einem gut gelüfteten, angenehm temperierten, ruhigen Raum durch – oder im Freien. Beschränken Sie sich jedoch nicht darauf, nur in optimaler Umgebung die Übungen zu praktizieren: Auch Zeit, die Sie in Zügen, in Wartezimmern, bei Sitzungen usw. verbringen (müssen), sollten Sie zur bewussten Entspannung nutzen! Die Wirkung kann dabei natürlich nie so tief gehen wie in einem absolut ruhigen Raum. Unabhängig davon, in welchem Umfeld Sie gerade üben können, gilt es einige Grundregeln zu beachten, damit Sie die positive Wirkung der Übungen möglichst weit ausschöpfen.

Jede noch so kleine »Entspannungsinsel« in Ihrem Alltag wird einen Beitrag zu einer besseren allgemeinen Stressresistenz Ihres Körpers leisten.

Das A und O – Einstimmen und Nachspüren

Kommen Sie zunächst einmal zur Ruhe, bevor Sie mit den Übungen beginnen. Es bringt nichts, sich hektisch oder in Eile in eine Übung zu stürzen.

- Wo immer Sie gerade sind, achten Sie zunächst auf eine entspannte, gerade und aufrechte Kopf- und Wirbelsäulenhaltung.
- Gehen Sie gedanklich zu Ihrem Atem. Grundsätzlich wird durch die Nase ein- und wieder ausgeatmet. Dies ist wichtig, da die Luft, bevor sie in die Lungenbläschen gelangt, in der Nase durch den Schleim und die Flimmerhärchen gefiltert und von groben Staubteilchen und Krankheitserregern weitgehend gereinigt wird. Gleichzeitig wird sie vorgewärmt und von den Nasennebenhöhlen befeuchtet.
- Überprüfen Sie Ihren Atem insbesondere am Anfang und Ende jeder Übung. So können Sie leicht feststellen, welche Veränderungen sich durch die Übung eingestellt haben. Bewerten Sie die wahrgenommenen Veränderungen nicht – spüren Sie einfach nur nach.
- Halten Sie Ihren Atem grundsätzlich nicht an, auch in der so genannten Atempause zwischen Aus- und Einatmung fließt er unmerklich weiter.
- Schenken Sie der Ausatmung Ihre besondere Aufmerksamkeit. Intensives Atmen bedeutet in erster Linie, bewusst und langsam auszuatmen. Zur Beruhigung Ihres Organismus sollte die Ausatmung etwa doppelt so lang wie die Einatmung sein –

Geben Sie sich selbst Zeit, einen entspannten Atemrhythmus zu finden, bei dem Sie sich wohl fühlen.

mit zunehmender Übung wird sich Ihre Atmung automatisch diesem Rhythmus annähern. Erzwingen Sie daher nichts.

- Gehen Sie nie sofort von einer Übung zur nächsten über, sondern gönnen Sie sich nach jeder Übung eine Pause, um nachzuspüren. Fühlen Sie bewusst in Ihren Körper hinein. Vergleichen Sie Ihre körperlichen Empfindungen mit denen, bevor Sie sich auf Ihre »Entspannungsinsel« begeben haben. Welche Veränderungen nehmen Sie wahr? Genießen Sie das Gefühl zunehmender Entspannung in der Nachspürphase in Ihrem Körper. Geben Sie Ihrem Körper daher ausreichend Zeit, um langsam, dafür aber nachhaltig zu regenerieren und eine neue, ungewohnte Regulationsfähigkeit im Umgang mit Stress zu erlernen.

Vom Umgang mit ungewohnten Empfindungen

Zunehmend wird Ihnen die Kunst der Atembeobachtung in Fleisch und Blut übergehen.

Ein an chronische Verspannungen gewöhnter Körper wird sich erst wieder an das wunderbare Gefühl zunehmender Entspannung gewöhnen müssen. Freuen Sie sich schon jetzt darauf, wie es sein wird, bei hellwachem Geist Ihren schwerelosen Körper genießen zu können. Der Weg dahin wird vermutlich noch weit sein – lassen Sie sich daher unterwegs nicht durch ungewohnte Empfindungen irritieren.

- Kribbeln, ein ungewohntes Wärme- bzw. Kältegefühl oder auch ein Gefühl bleierner Schwere in einzelnen Körperteilen sind ein gutes Zeichen dafür, dass sich Ihr Körper zunehmend physisch entspannt. Genießen Sie diese ungewohnten Gefühle und spüren Sie tief hinein – Sie sind auf dem richtigen Weg.
- Auch Zuckungen in einzelnen Körperteilen, die sich zunächst eher unangenehm anfühlen können, weisen auf reflexartige Muskelbewegungen hin, die sich in einem fortgeschrittenen Entspannungszustand einstellen.

In der Ruhe liegt die Kraft

Vielleicht sind Sie es derart gewöhnt, angespannt und verspannt zu sein, dass das seltene oder fast schon unbekannte Gefühl einer angenehmen Entspannung diese Unruhe in Ihnen auslöst. Gehen Sie dementsprechend besonders behutsam mit sich um, gewöhnen Sie sich langsam an die zunehmende Entspannung und Ruhe in Ihrem Körper. Dehn- und Streckübungen oder auch ein leichtes Schütteln einzelner Körperteile kann Ihnen dabei helfen, einen leichteren Zugang zur Entspannung zu bekommen. Machen Sie sich aber vor allem keine Sorgen über diese körperlichen Reaktionen – und auch wenn es im Augenblick unangenehm sein mag: Seien Sie vielmehr dankbar, dass es Ihnen offensichtlich gelingt, aus dem Teufelskreis der An- und Verspannung herauszukommen. Eventuelle Nervosität wird dann mit regelmäßiger Übung immer seltener auftreten.

Führen Sie alle Übungen langsam und sehr bewusst aus, damit Sie deren Wirkungen deutlich fühlen können. Gehen Sie behutsam und vorsichtig mit Ihrem Körper um – Sie haben Stress genug, bei den Übungen soll es Ihnen nur gut gehen!

Wichtiger Hinweis

Dieses Buch wendet sich an körperlich und seelisch gesunde Menschen, die gleichwohl vom Zahnarzt die Diagnose »Zähneknirschen« (Bruxismus) erhalten haben.

Jeder Leser und jede Leserin ist aufgefordert, in eigener Verantwortung und in Abstimmung mit dem behandelnden Zahnarzt und Hausarzt zu entscheiden, ob und inwieweit die vorgestellten Übungen und Anleitungen im individuellen Fall nutzbar sind. Im Text vermerkte Gegenanzeigen und Kontraindikationen sind in jedem Fall zu beachten.

Die beschriebenen und empfohlenen Entspannungsübungen können bei regelmäßiger Übung dazu beitragen, das Krankheitsbild »Bruxismus« langfristig zu verbessern und damit die zahnärztliche Therapie und Behandlung, vor allem den Einsatz

Die beste Einstellung beim Üben ist Ruhe und sensible Aufmerksamkeit. Denken Sie immer daran: Sie können – und sollen – nichts erzwingen.

einer Aufbiss-Schiene zu unterstützen – und hoffentlich auf Dauer sogar überflüssig zu machen.

Gegenanzeigen

Richtiges Atmen und regelmäßige Entspannung des Organismus sind unerlässlich bei der Vorbeugung von Krankheiten und ein wirksames Mittel der allgemeinen Gesundheitsvorsorge. Die in diesem Ratgeber beschriebenen Übungen können das allgemeine Wohlbefinden steigern, da sie sich insbesondere auch positiv auf das vegetative Nervensystem auswirken.

Übende mit Atemwegserkrankungen sind jedoch aufgefordert, im Vorfeld den behandelnden Arzt zu konsultieren. Inwieweit Atemübungen im individuellen Fall praktiziert werden dürfen, ist stets medizinisch abzuklären. Grundsätzlich sind derart Erkrankte dazu angehalten, zwischen Ein- und Ausatmung nie die Luft anzuhalten.

Dieses Buch verfolgt das Ziel, dem vom Zähneknirschen betroffenen Patienten einen ganzheitlichen und selbst verantworteten Weg zur Gesundheit in Ergänzung zu den Methoden der zahnärztlichen Schulmedizin anzubieten.

Bei heftigen oder sogar chronischen Rückenschmerzen sowie bei Ausstrahlungsschmerzen in die Arme oder Beine sollte ebenfalls vor Übungsbeginn ein Arzt konsultiert werden. Er muss feststellen, ob eine organische Schädigung der Wirbelsäule vorliegt, die ein Üben verbietet.

Grundsätzlich gilt, dass die Muskulatur beim Vorliegen ernsthafter Rückenbeschwerden nur mit reduzierter Kraft angespannt werden darf.

Alle Übungen, verstanden als Selbsthilfemaßnahme im Rahmen einer ganzheitlichen Behandlung des Zähneknirschens, können den fachkundigen zahnärztlichen Rat nicht ersetzen und machen ihn nicht überflüssig. Insbesondere wenn bereits starke und immer wiederkehrende Beschwerden vorliegen, ist in jedem Fall ein Arzt zu konsultieren.

Weiterführende Literatur

Europäische Kommission: Streß am Arbeitsplatz – ein Leitfaden. Würze des Lebens – oder Gifthauch des Todes? Luxemburg: Amt für amtliche Veröffentlichungen der Europäischen Gemeinschaften, 2000.

Grandjean, Michael / Bornhofen, Peter (Hrsg.): Warum denn so verbissen? Kiefergelenkstörungen – eine neue Volkskrankheit aus ganzheitlicher Sicht. Joy Verlag Sulzberg, 2003.

Hoffmann, Bernt: Handbuch Autogenes Training. Deutscher Taschenbuch Verlag München, 16. Auflage, 2004.

Jacobson, Edmund: Entspannung als Therapie. Progressive Relaxation in Theorie und Praxis. Klett-Cotta Verlag Stuttgart, 2002.

Johnen, Wilhelm: Muskelentspannung nach Jacobson. Gräfe und Unzer Verlag München, 2003.

Lindemann, Hannes: Überleben im Stress. Autogenes Training. Der Weg zu Entspannung, Gesundheit, Leistungssteigerung. Bertelsmann Ratgeberverlag München, Gütersloh, Wien, 1974.

Lindemann, Hannes: Autogenes Training. Der bewährte Weg zur Entspannung. Goldmann Verlag München, 2004.

Lysebeth, André van: Die große Kraft des Atems. Richtig atmen lernen durch Yoga. Scherz Verlag Bern, München, Wien, 1975, Sonderausgabe des Otto Wilhelm Barth bei Scherz Verlag, 1999.

Ohm, Dietmar: Stressfrei durch Progressive Relaxation: Mehr Gelassenheit durch Tiefenmuskelentspannung nach Jacobson. Trias Verlag Stuttgart, 2003.

Zörner, Roland (Onlinebuch): Die Psyche, der heimliche Zahnkiller. Psychosomatik und Erkrankungen in der Zahnheilkunde. http://members.aon.at/zoerner/0_start.htm , 3.Auflage, 2000.

Über die Autorin

Dr. Petra Schwarz, Personal- und Organisationsberaterin, Seminarleiterin für Autogenes Training (DPS), Atemkursleiterin (BYVG), Yoga- und Entspannungstrainerin, Jahrgang 1964. Freiberufliche Autorin, Vorträge, Seminare und Wochenendkurse.

Fachliche Schwerpunkte: Stressmanagement/Entspannungstraining, ganzheitliche Gesundheit.

Kontakt: Dr.Petra.Schwarz@web.de

Impressum

Projektleitung: Medienprojekte München
(medienprojekte@arcor.de)

Redaktion: Verena Zemme

Layout: Dr. Alex Klubertanz

Umschlaggestaltung: Kuhn Grafik

Illustrationen: Medienprojekte München

ISBN 3-928554- 55-7
ISBN 987-3-928554- 55-8

Besuchen Sie uns im Internet: www.joy-verlag.de